糖尿病
有问必答

李洪梅 王凯亮 朱海清 / 主编

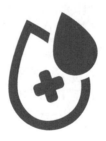

中国人口出版社
China Population Publishing House
全国百佳出版单位

图书在版编目（CIP）数据

糖尿病有问必答 / 李洪梅, 王凯亮, 朱海清主编
. -- 北京：中国人口出版社, 2023.3
ISBN 978-7-5101-8145-0

Ⅰ. ①糖… Ⅱ. ①李… ②王… ③朱… Ⅲ. ①糖尿病
－防治－问题解答 Ⅳ. ① R587.1-44

中国版本图书馆 CIP 数据核字 (2021) 第 230086 号

糖尿病有问必答
TANGNIAOBING YOU WEN BI DA

李洪梅 王凯亮 朱海清 主编

责 任 编 辑	张宏君
责 任 印 制	任伟英
装 帧 设 计	刘海刚
出 版 发 行	中国人口出版社
印 刷	天津中印联印务有限公司
开 本	880 毫米 ×1230 毫米　　1/32
印 张	6.75
字 数	150 千字
版 次	2023 年 3 月第 1 版
印 次	2023 年 3 月第 1 次印刷
书 号	ISBN 978-7-5101-8145-0
定 价	39.80 元

电 子 信 箱	rkcbs@126.com
总编室电话	（010）83519392
发行部电话	（010）83510481
传 真	（010）83538190
地 址	北京市西城区广安门南街 80 号中加大厦
邮 政 编 码	100054

糖尿病不是一种"现代病"，古已有之。在我国的经典医书——《黄帝内经》中就有记载，书中按照不同的病机、主证分别称之为"消渴""消瘅""消中"等。

相传唐代大诗人杜甫在中年时期患上了糖尿病，并在59岁时被糖尿病夺去了生命。对于杜甫的患病原因，有人将其总结为三点：一是长期酗酒；二是饮食不节，饥一顿、饱一顿；三是心情郁闷，特别是步入中年之后，事业不顺，再加上"哀民生之多艰"，导致精神长期抑郁。我们这里重点不考证杜甫的死因，单从杜甫的生活习惯来看，的确是增加了2型糖尿病的患病风险。

发展到现在，糖尿病的患病率有愈演愈烈的趋势。随着工业化、城镇化、人口老龄化的进展及生态环境、生活行为方式的变化，2型糖尿病已成为我国居民主要的疾病负担之一。2015－2017年中华医学会内分泌学分会在全国31个省区市进行的流行病学调查显示，我国18岁及以上人群糖尿病患病率为11.2%。这也意味着，每10个成年人中，就有1人患有糖尿病。

虽然短期的轻度高血糖对身体健康不会有什么严重危害，但是长期血糖控制不良就可能发生各种慢性并发症，如果再合并感染等因素还会诱发酮症酸中毒和高渗性昏迷等急性并发症，进而危及生命。因此，一旦发现自己患有糖尿病，要及时寻求正规治疗。

作为一种长期慢性疾病，糖尿病患者的日常行为和自我管理能力是影响糖尿病控制状况的关键因素之一。因此，糖尿病的控制不是传统意义上的治疗，而是系统的管理。

虽说目前还不能根治糖尿病，但完全可以控制它的发展，只要坚持长期合理的治疗，糖尿病患者可以像正常人一样工作和生活，享受美丽人生。

为了使糖尿病患者提高对糖尿病的认识，综合运用各种手段，管理好自己的疾病，提高自己的生活质量，我们编写了这本书。

该书以问答的形式，精选了日常门诊中患者经常出现以及咨询或忽视的问题，比较全面地介绍了糖尿病防控的核心知识。内容由浅入深，通俗易懂，不失为糖尿病患者的良师益友。

每个人都是自己健康的第一责任人，对家庭和社会都负有健康责任。让我们一起行动起来，做自己健康的主人。

目 录
CONTENTS

目 录 CONTENTS

第三章
糖尿病的运动疗法

第四章
糖尿病口服药物治疗

目 录 CONTENTS

第五章
糖尿病的胰岛素治疗

第六章
糖尿病血糖监测

第七章
糖尿病的教育和管理

第八章
糖尿病慢性并发症

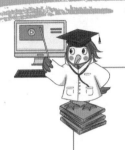

第一章 •••

糖尿病
的病因及分型

1. 什么是**糖尿病**?

在人体胃的后下方，有一个具有内分泌和外分泌双重功能的分泌器官，这就是胰腺。作为一个"内外兼修"的器官，胰腺虽然很不起眼，但它的功能却很强大。

胰腺的外分泌功能单位是胰腺泡，腺泡细胞分泌的消化酶或酶原通过胰管系统进入十二指肠；内分泌功能单位是散在的胰岛细胞群，不同类型的细胞群分别合成和分泌胰高血糖素、胰岛素和生长抑素。胰岛素是由胰岛 β 细胞（又称胰岛 B 细胞）合成并分泌的一种肽类激素，它是体内唯一能够降低血糖水平的激素，也是重要的促进糖原、脂肪、蛋白质合成的激素。

糖尿病是一组由胰岛素分泌和作用缺陷所导致的碳水化合物、脂肪、蛋白质等代谢紊乱和以长期高血糖为主要表现的代谢性疾病。糖尿病的典型症状是"三多一少"，即多尿、多饮、多食、体重下降。但相当

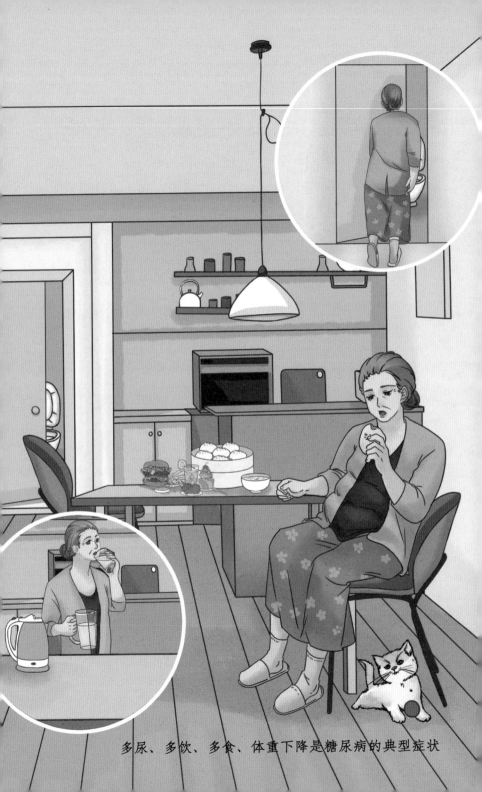

多尿、多饮、多食、体重下降是糖尿病的典型症状

多的糖尿病患者没有明显的自觉症状，很多人是在体检时才偶然发现的。

糖尿病不是现代人才有的"富贵"病，在我国的经典医书——《黄帝内经》中就有记载，书中按照不同的病机、主证分别称之为"消渴""消瘅""肺消""鬲消""消中"等。之后，我国历代医家一直把糖尿病称为消渴病，将其"三多"症状总结为："多饮为上消，多食为中消，多尿为下消。"

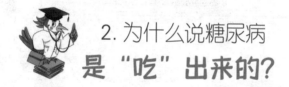

2. 为什么说糖尿病是"吃"出来的？

相传唐代大诗人杜甫从中年时期就患上了糖尿病，并在59岁时被糖尿病夺去了生命。对于杜甫的患病原因，有人将其总结为三点：一是长期酗酒；二是饮食不节，饥一顿、饱一顿；三是心情郁闷，特别是步入中年之后，事业不顺，再加上"哀民生之多艰"，导致精神长期抑郁。我们这里重点不考证杜甫的死因，单从杜甫的生活习惯来看，的确是增加了 2 型糖尿病的患病风险。

不良的生活习惯是引发糖尿病的主要原因，也可以说糖尿病是"吃"出来的疾病。在物质生活匮乏的年代，糖尿病的发生率极低。近年来，随着人们的生活水平不断提高，食品越来越丰富，不合理的饮食结构导致机体营养过剩，内分泌功能失调，增加了糖尿病的发病率。

除了饮食不当外，糖尿病也是"闲"出来的疾病。现代生活使人们的活动量大为下降，如以车代步，以电梯代替爬楼，以家用电器代替家务等。另外，大多数人缺乏参加体育锻炼的习惯和条件，运动量不足的现象比较普遍。而运动量不足不仅降低了机体的抗病能力，还会减慢细胞内葡萄糖的转运，降低肌肉葡萄糖的氧化和利用率，以及机体对胰岛素的敏感度。

3. 经常听说 1 型糖尿病和 2 型糖尿病，糖尿病到底是怎么分型的？

世界卫生组织（WHO）根据病因学证据将糖尿病分为 4 大类：1 型糖尿病、2 型糖尿病、妊娠期糖尿病和特殊类型糖尿病。不同类型的糖尿病，发病原因及治疗方案也有较大差异。

1 型糖尿病

1 型糖尿病是一种胰岛素依赖型糖尿病，属于自身免疫性疾病。因胰岛 β 细胞遭到破坏导致胰岛素分泌绝对不足，患者需要使用胰岛素来维持血糖水平。这种类型的糖尿病患者的发病年龄通常小于 30 岁；"三多一少"症状明显。这类患者是胰岛素绝对缺乏，所以必须要使用胰岛素降糖治疗，而且要终身使用，一旦停用胰岛素是件很危险的事。

2 型糖尿病

2 型糖尿病是非胰岛素依赖型糖尿病，是糖尿病中最常见的类型，占糖尿病的 90% 以上，我国大多数糖尿病患者患的也是这种类型的糖尿病。患者多在 35~40 岁后发病，这与患者的体重、腰臀比，以及生活方式、不良的生活习惯都息息相关。这类患者的胰岛功能尚存，能够分泌胰岛素，但有些胰岛素不能发挥很大的降糖作用，也就是我们临床中说的胰岛素抵抗。所以对于这类患者来说，可以使用口服药或者胰岛素注射来降糖，还需要积极进行糖尿病教育，做好自我监测，使血糖达标。

妊娠期糖尿病

妊娠期糖尿病是指在妊娠期发生的糖尿病。怀孕后，一般会在孕期 24~28 周进行糖耐量试验，以确定孕妇的血糖水平。一旦被确诊为妊娠期糖尿病，为了胎儿和自己的健康，孕妈妈一定要在专业医生的指导下控制好血糖。妊娠结束 6 周后，需要复查糖耐量试验，明确血糖是否已经恢复正常。妊娠期糖尿病的患者一定要注意产后恢复，注意饮食和运动的合理搭配，因为妊娠期糖尿病转为 2 型糖尿病的概率很高。

特殊类型糖尿病

特殊类型糖尿病是一种病因学相对明确的糖尿病，如胰岛 β 细胞功能遗传性缺陷所致的糖尿病。这类患者多为家族内糖尿病的传递符合母系遗传，起病较早，伴病程中胰岛 β 细胞分泌功能明显进行性减低或伴体重指数低且胰岛自身抗体阴性，伴神经性耳聋、心肌病、视网膜色素变性、眼外肌麻痹或乳酸性酸中毒。也就是说，这类糖尿病大多属于遗传病，临床中不多见。

4. 如何判断自己 是否患上了糖尿病?

人体内的血糖异常刚开始发生时,身体不会出现明显异常状况,也不会出现明显的多尿、多饮、多食、体重下降的症状。患者在起病之初,都有或长或短的无症状期,偶尔会出现乏力、倦怠、易怒等容易被忽略的症状。

当病情加重的时候,会出现饭量增加而体重下降、视力下降、手脚麻木或有针刺感、便秘、伤口愈合缓慢、易发感染、阳痿、外阴瘙痒等明显不适。

那么,如何在没有明显症状的情况下,判断自己是否患上了糖尿病呢?最保险的一招就是要定期体检。

特别是有下列因素之一的成年人,均属于糖尿病高危人群,更要引起重视。

1 年龄 ≥ 40 岁

2 超重或肥胖

3 高血压

4 血脂异常

5 静坐生活方式

6 有糖尿病家族史

7 有妊娠期糖尿病史

8 有巨大儿（出生体重 ≥ 4 千克）生育史

上述因素都是从概率上统计发生糖尿病的风险较高，但不是必然会患上糖尿病。建议糖尿病高危人群每年至少去医院检查一次血糖，以确诊或排除糖尿病。

如果家里有血糖仪，可以自己测试空腹血糖，当这一指标大于 6.1 毫摩尔 / 升（mmol/L）时，就需要到医院进一步做糖耐量试验，以做出明确诊断。因为糖尿病的临床诊断应依据静脉血浆血糖而不是毛细血管血糖检测结果，也就是您在家自己测的指血（毛细血管血）只能做参考，不能作为诊断依据。

根据世界卫生组织的标准，将空腹血糖大于等于 7.0 毫摩尔 / 升和（或）口服葡萄糖耐量试验 2 小时血糖大于等于 11.1 毫摩尔 / 升定为糖尿病的诊断标准。

糖尿病及其他糖代谢状态的诊断标准 **（血糖浓度，毫摩尔／升）**

疾病或状态		静脉血浆	静脉全血	毛细血管全血
糖尿病	空腹	≥7.0	≥6.1	≥6.1
	糖负荷后2小时	≥11.1	≥10.0	≥11.1
空腹血糖受损	空腹	6.1~7.0	5.6~6.1	5.6~6.1
	糖负荷后2小时	<7.8	<6.7	<7.8
糖耐量异常	空腹	<7.0	<6.1	<6.1
	糖负荷后2小时	7.8~11.1	6.7~11.0	7.8~11.1

5. 糖尿病常见的
危害有哪些？

糖尿病的主要危害是，如果血糖长时间控制不好，会出现各种并发症。糖尿病并发症可分为急性并发症和慢性并发症两大类。其中，急性并发症有酮症酸中毒、高渗性非酮症糖尿病昏迷、感染等。

糖尿病慢性并发症可遍及全身各重要器官，包括大血管病变引起的冠心病、脑血管病、肾动脉硬化、肢体动脉硬化，等等；微血管病变引起的糖尿病肾病、糖尿病视网膜病、糖尿病心肌病等。

具体常见的慢性并发症有以下几种。

心脑血管并发症

糖尿病所致的心脑血管并发症是引起糖尿病患者死亡的首要病因。2型糖尿病患者20%~40%会发生脑血管病，主要表现为脑动脉硬化、缺血性脑血管病、脑出血、脑萎缩等。病理机制是动脉粥样硬化，高血糖、高血脂、高血压、年龄增大、吸烟、家族史等均是其发病的危险因素。

眼部并发症——糖尿病视网膜病变

糖尿病最主要的眼部并发症——糖尿病视网膜病变是糖尿病的严重慢性并发症之一。常发病于 40 岁以上且病史较长的患者。病变与血糖、血脂、血压的控制情况及患病时间长短有关。

肾脏并发症——糖尿病肾病

糖尿病肾病在糖尿病患者中的发生率为 20%~40%，目前已成为终末期肾脏病透析的第二位原因，仅次于各种肾小球肾炎。发病特征表现为患者尿蛋白增加和肾小球滤过率降低。糖尿病肾病常与糖尿病视网膜病变同时发生，也是造成肾功能衰竭的最常见原因之一。

神经系统并发症——神经病变

糖尿病神经病变最常见的类型是糖尿病周围神经病变，发病率很高，部分患者在新诊断为糖尿病时就已经存在周围神经病变了，而少见中枢神经病变。临床症状主要包括肢体麻木、疼痛、感觉异常、汗液排泄障碍、心率过快、排尿困难、胃肠道不适等，严重者可导致足部溃疡和截肢。遗憾的是，目前在根治糖尿病神经病变方面相当困难，治疗多针对控制症状，所以其重点还在于预防及控制。

下肢血管病变及糖尿病足

下肢血管病变也是糖尿病的主要慢性并发症之一，病因主要是动脉粥样硬化，表现为下肢动脉的狭窄或闭塞，常伴冠状动脉疾病和脑血管疾病。临床症状主要包括肢体发冷、麻木、行走无力。

此外，糖尿病患者因周围神经病变与外周血管疾病加上足部过高的机械压力，可引起足部软组织及骨关节系统的破坏与畸形，进而引发一系列足部问题：从轻度的神经症状到严重的溃疡、感染、血管疾病、神经性关节病和神经病变性骨折，严重者可致患者肢体坏疽和截肢。

6. 确诊糖尿病后，
该如何治疗？

糖尿病是一种长期慢性疾病，患者的日常行为和自我管理能力是影响糖尿病控制情况的关键因素之一，因此，糖尿病的控制不是传统意义上的治疗，而是系统的管理。

糖尿病治疗的近期目标是通过控制高血糖和代谢紊乱来消除糖尿病症状和防止出现急性并发症；糖尿病治疗的远期目标是通过良好的代谢控制达到预防慢性并发症、提高患者生活质量和延长寿命的目的。

糖尿病患者应根据发病年龄、病程、合并的基础病及并发症情况，预期寿命等影响因素制订个体化的降糖目标。

虽说目前还不能根治糖尿病，但完全可以控制它的发展，只要坚持合理的治疗，糖尿病患者可以和健康人群一样工作和生活。

7. 什么是糖尿病治疗的 "五驾马车"

糖尿病的治疗手段有五个方面,俗称"五驾马车",即饮食治疗、运动治疗、药物治疗、自我监测和糖尿病教育。

饮食治疗是糖尿病最基础的治疗手段之一,应该长期严格执行。饮食治疗的原则是患者要控制总热量的摄入、合理搭配各种营养成分,将体重控制在理想范围内。应多选择天然的食品,如谷物、蔬菜,适量蛋白质,少盐低脂,提倡少食多餐,限酒戒烟。

如果不能注意好饮食和营养,那么糖尿病病情就不可能得到有效控制。还可能发展为相关的心血管危险因素,如高血压、血脂异常和肥胖。要注意的是,这里是指科学的饮食疗法,而不是单纯采取饥饿疗法。

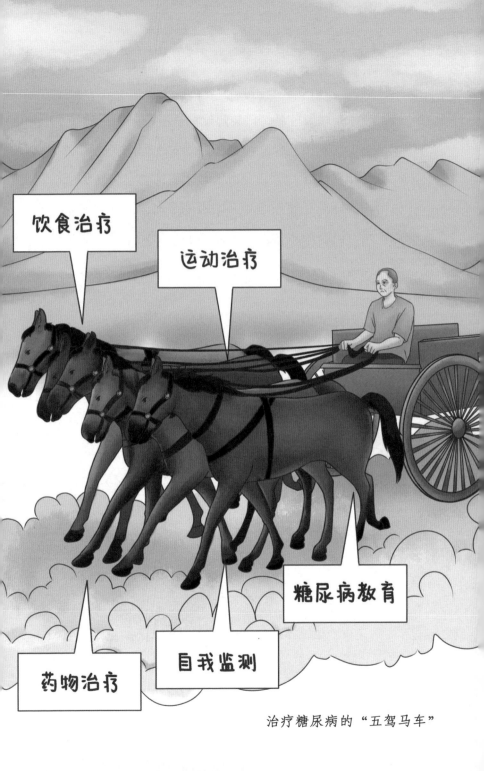

治疗糖尿病的"五驾马车"

治疗原则要控制每日总热量，适度控制体重。

除了饮食控制以外，规律运动对于糖尿病患者来说也有非常重要的意义。运动时要注意防止外伤和低血糖，最好选在餐后运动，如果是空腹运动就要先吃点东西。已有严重慢性并发症和心血管疾病者要避免剧烈运动。

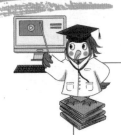

第二章 •••

糖尿病

的饮食疗法

1. 人体必需的 营养素有哪些？

　　人体必需的营养素共分为糖类（碳水化合物）、蛋白质、脂肪、矿物质（无机盐）、维生素、水和膳食纤维七大类。

　　各种营养素都有自己独特的生理功能及作用，是生命必需的物质。

　　糖类又称碳水化合物，是人体最主要的热量来源，是生命和各种运动过程的重要能量来源。

　　蛋白质是生命的物质基础，是机体的重要组成成分，是生长发育、修复身体损伤必需的物质，也能提供一部分热量。

　　脂肪也是机体的重要组成成分，是人体储存能量的主要方式，能帮助机体吸收脂溶性维生素，长期摄入的能量超过机体需要时就会转换成脂肪。

　　维生素是帮助完成生理功能的必要成分，分为水溶性及脂溶性两大类：B 族维生素及维生素 C 是水溶性维生素，维生素 A、维生素 D、维生素 E、维生素 K 是脂溶性维生素。

矿物质是骨骼、牙齿、血液、体液的重要组成部分，可维持体液平衡及细胞的正常功能。

水是人体所有生理机能所必需的，人体成分的 2/3 是水。

膳食纤维基本不产生热量，它有利于保持消化道通畅，维持正常的排便功能。

2. 人体需要的热量都由 哪些营养物质提供？

人体所需的热量（能量）主要由蛋白质、脂肪、碳水化合物来提供。其中，蛋白质所产生的热量占总热量的 12%~15%，1 克蛋白质可以提供 4 千卡热量；脂肪所产生的热量占总热量的 30%，1 克脂肪可以提供 9 千卡热量；碳水化合物所产生的热量占总热量的 50%~60%，1 克碳水化合物可以提供 4 千卡热量。

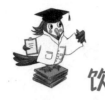

3. 糖尿病患者的
饮食原则是什么？

糖尿病饮食治疗属于医学营养治疗，是糖尿病治疗过程中的一项基础治疗措施。

对 2 型糖尿病患者，尤其是肥胖或超重患者，医学营养治疗有助于减轻体重，改善机体的糖、脂肪代谢紊乱，减少降糖药物的使用量。

2 型糖尿病患者应遵循以下饮食原则。

❶ 控制每日总能量的摄入，以达到或维持理想体重。

❷ 平衡膳食、选择营养丰富的食物，食物种类应该多样化。

每日的饮食中应包括以下 4 大类食物：

谷类与薯类：提供热量和膳食纤维。

蔬菜水果类：提供无机盐、维生素及膳食纤维。

肉、禽、鱼、乳、蛋、豆类：提供蛋白质和无机盐、维生素。

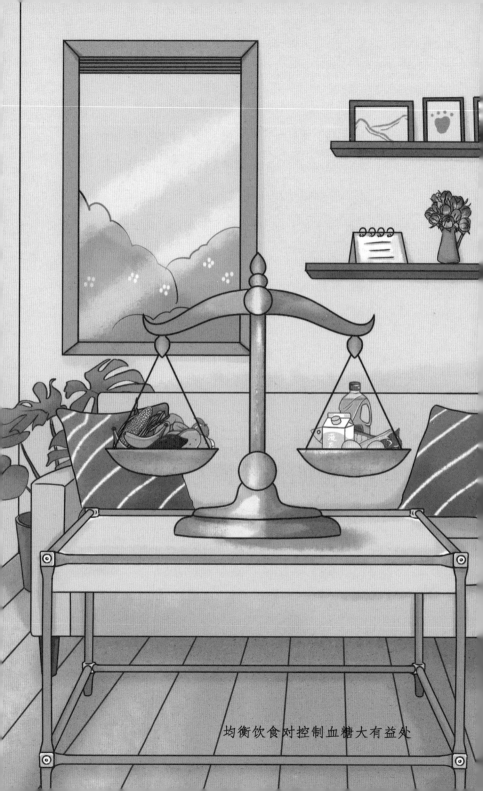

均衡饮食对控制血糖大有益处

油脂类：提供部分热量和美好的味道。

对上述 4 大类食物要做到不偏食，平衡搭配。

③ 限制脂肪摄入量，选择优质蛋白质。

④ 放宽对主食类食物的限制，减少单糖及双糖食物（具体见第 27 页）。

⑤ 高膳食纤维饮食（每日不少于 40 克），减少盐的摄入（5 克以下），足量饮水，限制饮酒。

⑥ 少食多餐，定时定量。

4. 糖尿病患者每日所需总热量如何计算？

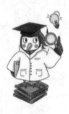

首先要根据患者的身高简单计算出理想体重，理想体重（kg）= 身高（cm）－105。

然后根据理想体重和工作性质，计算身体所需的热量。成人休息状态每日每千克理想体重需热量 25~30 千卡，轻体力劳动需 30~35 千卡，中度体力劳动需 35~40 千卡，重体力劳动需 40 千卡以上。

儿童、孕妇、乳母、营养不良、消瘦及患有消耗性疾病患者酌情增加热量；肥胖或超重患者适当减量，使体重恢复至理想体重。

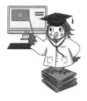

5. 蛋白质摄入是不是
越多越好？

肉类、蛋类、奶制品、鱼虾、豆制品、坚果类食物都含有丰富的蛋白质，此外，粮食、蔬果也含有一定量的蛋白质。其中肉类、蛋类、奶制品、鱼虾等所含有的氨基酸比例与人体蛋白质相似，被称为优质蛋白。

蛋白质摄入不是越多越好，适量即可，因为摄入过多的蛋白质会增加肾脏负担。

成人每日摄入的蛋白质的量为每千克理想体重摄入 0.8~1.2 克；儿童、孕妇、乳母、营养不良者增加至 1.5~2.0 克；糖尿病肾病但肾功能正常患者限制在 0.8 克，肾功能不全患者减少至 0.6 克。蛋白质种类至少应有 1/3 来自动物蛋白质，以保证必需氨基酸的供给。

6. 为什么要限制 脂肪摄入？

摄入脂肪时会给人带来美好的味觉享受，但也会产生很高的热量。摄入过多脂肪可能导致体重增加，加重糖尿病患者的胰岛素抵抗，使得血糖升高。所以要控制脂肪摄入。

为了减少脂肪的摄入，我们可以采取以下措施：

❶ 多选择瘦肉，制作食物时去除外皮和脂肪层；

❷ 多用煮、炖、蒸、拌等少油的烹饪方法，炒菜尽量少用油，且最好选择植物油；

❸ 烘烤的肉类可将油脂滴完再食用；

❹ 可食用低脂奶制品；

❺ 控制坚果类食物的摄入量，坚果类食物应计入脂肪热量（10 克植物油 =20 粒花生米 =30 粒瓜子 =2个核桃）；

❻ 尽量减少动物类油脂的摄入。

常见食物脂肪含量（100克食物）

脂肪含量	食　　物
小于5克	大米、白面、小米、薏米、红豆、绿豆、豆腐、粉条、藕粉、荞麦、蔬菜、牛奶、酸奶、鸡蛋白、鸡胸肉、鱼、虾、海参、兔肉
5~10克	燕麦片、豆腐干、猪心、鸡、鹅、带鱼
10~15克	鸡蛋、鸽肉、羊肉、烤鸡、松花蛋
15~20克	黄豆、油豆腐、油饼、油条、鸭肉、鸭蛋
大于20克	炸面筋、干腐竹、全脂奶粉、鸡蛋黄、猪肉、猪蹄、花生、瓜子、核桃、芝麻酱、巧克力

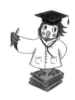

7. 如何选择
碳水化合物？

　　碳水化合物是指糖类，食物中的糖包括单糖、双糖、多糖。单糖主要指葡萄糖、果糖，在水果、蜂蜜中的含量较多；双糖主要指蔗糖，还包括乳糖和麦芽糖，糖果、糕点、含糖饮料、零食里的糖多为蔗糖；多糖主要是淀粉，多含于粮食和一些蔬菜、豆类中。

　　单糖可直接被机体吸收，双糖须消化分解为单糖后吸收利用。多糖先转化为双糖，再分解为单糖才能被机体吸收。所以，淀粉类食物中所含的糖被人体消化吸收比单糖要慢。

　　我们选择碳水化合物应优先选择淀粉类食物，尽量减少单糖、双糖的摄入。还可以选择人工甜味剂代替糖制品。

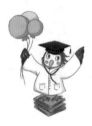

8. 糖尿病患者如何选择膳食纤维食物？

　　膳食纤维可分为不溶性膳食纤维和可溶性膳食纤维。不溶性膳食纤维有纤维素、半纤维素、木质素，多存在于各种谷物和豆类、种子的外皮及植物的茎叶中，可调节肠的功能，防止便秘；可溶性膳食纤维包括果胶、藻胶、豆胶，多存在于水果、蔬菜、海带、紫菜、豆类等食物中，可降低血液胆固醇，调节血糖，降低心血管病的发病风险。

糖尿病患者应在饮食中选择富含膳食纤维的食物，用量应逐渐增加，多选择可溶性膳食纤维。

要注意饮食中的粗粮不是越多越好，每日一餐即可，如选择全谷、全麦食物做早餐，食物中可适当添加豆类食物，每日必须吃蔬菜，尤其是蔬菜的叶和茎。

9. 有没有适合大多数糖尿病患者的食谱？

如何吃得健康，怎样吃才能有效降糖？这是很多糖尿病患者最关心，也是最困惑的问题。这里提供一个简单易记的糖尿病食谱，即"糖尿病饮食1234567"，适合大多数糖尿病患者。

"1"是每天吃青菜1斤（500克）以上。以绿色蔬菜为主，土豆、藕等淀粉类食物不能算在蔬菜里面。

"2"是每餐吃的主食不超过2两（100克）。重体力劳动者可适量加餐。主食不能只吃大米、白面等细粮，要有 1/3~1/2 的粗粮。

"3"是每天吃水果 3 两（150 克）。血糖控制好的情况下，可适量吃点橘子、苹果、桃、梨等加餐，血糖控制不好的情况下暂时不要吃水果。

"4"是每天植物油 4 钱（约 15 克）。尽量少吃油炸食品，不吃荤油（动物脂肪制成的油脂）。

每天蛋白质 5 份，包括: 1 个鸡蛋、1 袋奶、1 两（50 克）鸡肉、1 两鱼肉、1 两瘦肉、1 份豆制品。注意，合并肾病者不宜吃豆制品。

每天食盐不超过 6 克（根据最新的中国居民膳食指南，每人每天的食盐摄入量为不超过 5 克）。

每天饮水至少 7 杯（1500~1700 毫升）。有浮肿者可适当减少饮水量。

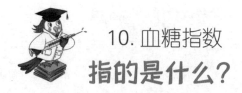

10. 血糖指数指的是什么？

血糖指数（CI）也叫血糖生成指数，是衡量各种食物对血糖可能产生多大影响的指标。由于不同种类

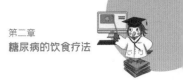

的食物所含碳水化合物的量不同，对血糖影响也有所不同，从而产生了血糖指数这个概念。

血糖指数表示含有 50 克有价值的碳水化合物的食物与相当量的葡萄糖相比，在一定时间内（一般是餐后 2 小时）引起体内血糖应答水平的百分比。一般来说，食物导致的血糖水平升高少，血糖指数就低，反之就越高。

血糖指数的高低与各种食物的消化、吸收、代谢情况有关。此外烹饪方式也会影响血糖指数，通常情况下，食物烹饪越久、越烂，越容易分解、被吸收，血糖指数也就越高。

血糖指数在 55 以下的食物为低血糖指数食物；血糖指数在 75 以上的食物为高血糖指数食物。糖尿病患者每日可以适当选择部分血糖指数较低的食物，有助于血糖控制。

部分常见食物的血糖指数

食物名称	血糖指数	食物名称	血糖指数	食物名称	血糖指数
果糖	31	蔗糖	89	蜂蜜	126
葡萄糖	100	樱桃	22	李子	24
柚子	25	苹果	36	梨	36
桃	28	广柑	43	西瓜	26
杧果	55	猕猴桃	52	葡萄	62
橘子	66	菠萝	66	香蕉	53
精粉面包	100	粗面包	99	黑面包	58
粳米	95	小米	93	富强粉	90
绿豆	85	玉米面	80	莜麦面	75
大豆	22	扁豆	30	菜豆	51
牛奶	49	酸奶	52	冰激凌	52
山药	74	红薯	70	土豆片	77
土豆泥	100	南瓜	75		

注：成熟的或放置时间较长的水果血糖指数更高；含水量少的水果血糖指数更高。

11. 糖尿病患者的三餐
如何分配？

合理饮食有利于血糖的控制。单纯饮食治疗的患者，可将全日碳水化合物均匀分开摄入，三餐分配可按照早 1/5，午晚各 2/5 分，或早午晚各占 1/3 分配。

对于使用胰岛素或口服降糖药的患者，则需要确保在准确时间进餐，必要时还可少量加餐防止出现低血糖。

三餐食谱应搭配合理，这样不仅有利于减缓葡萄糖吸收，增强胰岛素释放，同时也符合营养要求。

总之，糖尿病患者的饮食内容和习惯应适应自己的生活模式，但应合理安排食物的种类和数量，调整好进餐时间。

12. 糖尿病患者为什么要 限制饮酒？

酒精对糖尿病患者来说弊多利少。酒精含有高热量，1克酒精大约能产生7千卡热量，可导致体重增加。长期饮酒还可能使血脂水平升高，导致动脉硬化，甚至能引起脂肪肝和肝硬化。一般来说，女性一天饮酒的酒精量不超过15克，男性不超过25克（15克酒精相当于350毫升啤酒、150毫升葡萄酒或45毫升蒸馏酒）。每周饮酒不超过2次。

糖尿病患者并非完全不能饮酒，但要控制饮酒量。此外，不要被市场上的"无糖啤酒"的广告所迷惑，这类啤酒同样含有酒精和碳水化合物，饮用时应计算其热量。饮酒前应适量进餐，不要空腹饮酒。

酒精会抑制肝糖原分解及糖异生作用，增强胰岛素作用进而导致血糖水平突然下降。因此，糖尿病患者在饮酒的时候要警惕酒精可能诱发的低血糖，尤其是服用磺脲类药物或注射胰岛素及胰岛素类似物的患者更应避免空腹饮酒并严格监测血糖。

13. 如何应用食品交换份设计糖尿病食谱？

食品交换份是将食物按照来源、性质分成主食、蔬菜、水果、瘦肉、乳制品和油脂6类。同类食物在一定重量内，所含的蛋白质、脂肪、碳水化合物和热量大致相似。糖尿病患者可根据自己所需热量和食物品种比例，交换同类食物。食品交换份的应用使糖尿病食谱的设计趋于简单化。

一般每份食物所含热量大致为90千卡，同类食物可以任意互换。使用食品交换份的时候，要先根据患者的理想体重、实际体重及工作性质计算每日所需热量。用热量除以90（1个食品交换份食物提供的热量），计算出每日可以选择的食品交换份数量。再按照个人饮食习惯选择食物种类。

食谱举例

1400 千卡热量食谱

1 早餐：豆浆 200 克，花卷 70 克，泡菜 1 碟，鸭蛋 60 克

2 午餐：米饭 200 克，肉丝香干芹菜（肉丝 25 克，香干 100 克，芹菜 100 克，油 8 克），小白菜汤（小白菜 150 克，油 2 克）

3 晚餐：丝糕 115 克，清炖鸡块萝卜（鸡块 80 克，白萝卜 150 克，油 5 克），素炒菠菜（菠菜 100 克，油 5 克）

1800 千卡热量食谱

1 早餐：牛奶 250 克，咸面包 70 克，火腿 25 克

2 午餐：米饭 260 克，肉片菜花（肉片 50 克，菜花 150 克，油 10 克），拌海带丝 200 克，加餐苹果 200 克

3 晚餐：丝糕 140 克，雪里蕻炒肉（肉丝 50 克，雪里蕻 100 克，油 8 克），西红柿豆腐汤（西红柿 100 克，南豆腐 100 克），睡前加餐切片面包 35 克

14. 糖尿病患者
是否适合素食?

长期素食有可能导致营养不均衡,不利于糖尿病病情的控制,所以不建议患者纯素食。素食食谱往往容易缺乏铁、锌、钙、优质蛋白、维生素 B_2、维生素 B_{12} 等营养素。此外,只摄入植物性蛋白还可能导致体内的必需氨基酸摄入不足。因此,糖尿病患者即使不进食肉类,也应保证蛋类及奶制品的摄入量。

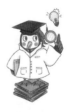

15. 按照糖尿病营养餐进餐
感觉饥饿怎么办?

首先需要监测即刻血糖,明确是否出现低血糖现象。如果没有发生低血糖,仍有饥饿感,可能与以下因素有关：

❶ 糖尿病患者血糖控制不佳时本身就可能产生饥饿感，随着血糖控制达标，饥饿感会消失。

❷ 有些患者原来食量较大，刚开始采取营养治疗时，身体会不适应，只要坚持一段时间，饥饿症状就会得到缓解。

因此，不要轻易因为饥饿就放弃饮食治疗，可以少量多餐、将正餐匀出小部分作为加餐；还可以选择低热量的食物，用粗粮部分代替精细主食，减慢进餐速度。

16. 糖尿病患者该如何使用甜味剂代替糖？

按照所含热量的多少，目前使用的甜味剂可分为两大类：一类是仅含微量或不含热量的人工甜味剂，另外一类是含一定热量的人工甜味剂。两大类甜味剂的使用方法具体如下：

仅含微量或不含热量的人工甜味剂

糖精：避免一次大量使用或长期使用，孕妇及婴儿禁止食用。

阿斯巴甜、蛋白糖：高热和长时间烹饪可导致阿斯巴甜分解，故应在烹饪最后添加。

甘草苷：有增香效能，可用于糕点或无糖饮料制作。

甜菊苷：对糖尿病患者比较安全，甜度高。

含一定热量的人工甜味剂

木糖醇：过多食用可升高甘油三酯，同时可能引起腹泻，不能一次大量应用。

山梨醇：甜度不高，在血液中不会转化为葡萄糖，适合糖尿病并发肝病、胆囊炎患者使用。

麦芽糖醇：不会合成脂肪，适合糖尿病合并冠心病、肥胖的患者使用。

果糖：吸收比蔗糖慢，但可因产生较高热量而影响血糖，故糖尿病患者应尽量少用。

17. 糖尿病患者是否
可以吃水果？

　　糖尿病患者是可以吃水果的。水果中的碳水化合物含量一般在 6%~20%，西瓜、草莓、苹果中的含量较低，香蕉、荔枝、山楂中的含量较高。水果中含有的果胶属于可溶性膳食纤维和大量水分。

　　糖尿病患者每天吃适量水果是可以的，但应选择含糖量低的水果，可以根据各种水果的血糖指数选择水果品种，决定数量。

　　血糖控制良好的患者，在两餐中间可适量食用水果，避免一次性碳水化合物摄入过多，加重胰腺负担。此外，患者自己可以摸索规律，如果能在吃水果前后 2 小时各测一下血糖情况，就能了解自己是否适合吃这种水果。

　　血糖控制不理想的时候，建议暂时不吃水果，可将黄瓜、西红柿等蔬菜当水果食用，待血糖控制达标后再食用水果。

18. 外出进餐
应注意什么？

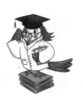

糖尿病患者外出进餐时应尽可能保持原有饮食习惯，千万不要放松对饮食的控制，提前掌握食物的数量，做到心中有数。

要有意识减少食用高热量、高脂肪的食物，可选择蔬菜来代替。尽量少饮用酒精类饮品，可选择甜味剂饮料或矿泉水替代。

无法避免饮酒时，应注意按酒类的热量适量饮用，不要过量，不要空腹饮酒。最好选择清汤，避免饮用淀粉勾芡的浓汤。

外出进餐时不要忘记携带降糖药物或胰岛素，按时使用。

19. 糖尿病患者是否能够吃外卖快餐类食品？

外卖快餐食品大多含有较多的脂肪、糖及食盐，这些食品对血糖控制十分不利，糖尿病患者应尽量少吃此类食物。但如果无法避免，尽量选择适合的食物。

汉堡、热狗、炸鸡、三明治等可适量食用，不超过日常进餐的主食量。如有可能，尽量选择一些新鲜的蔬菜沙拉使膳食营养保持平衡。尽量少食用或不食用水果派、冰激凌等高糖食物。

一日内最多只吃一次，尽快回到正常饮食。进食外卖快餐后，可监测血糖，如血糖升高过多，考虑临时调整降糖药物剂量。

20. 外出旅游期间
怎样安排进餐？

　　短期外出旅游时，应力求在正常时间用药进餐。开车旅游时应随身带些饼干、点心、新鲜水果，以便在延误进餐时作为加餐。

　　旅游时应防止运动量过大引起低血糖，身边可准备一些甜食或含糖饮料。如果是长期外出，要准备好食品，尽可能保证稳定的饮食生活。

　　如需出国，先了解好不同国家的饮食习惯和食品种类，选择适于糖尿病患者的食品和烹调方式。必要时可向营养师咨询。

21. 糖尿病且便秘的患者
如何安排饮食？

糖尿病患者，尤其是老年患者，可能因为胃肠道自主神经功能紊乱引起排便困难。对不存在器质性病变的便秘者，可采取饮食调控：先增加膳食纤维的摄入，每天吃一顿粗粮，多吃蔬菜、海藻类及魔芋食品；鼓励多饮水，不建议饮用蜂蜜水；适当增加富含维生素 B_1 的食物的摄入，如豆类、麦麸、粗粮等，因为维生素 B_1 可保护胃肠神经和促进肠蠕动。也可适当食用莴笋、萝卜等"产气"食物，刺激肠道蠕动。少用或不用刺激性食物或调味料，如辣椒、咖喱粉、浓茶等。

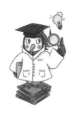

22. 糖尿病合并高血压患者
如何安排饮食?

糖尿病患者中有很大一部分人伴有高血压。对于此类人群,在坚持糖尿病饮食治疗的同时,应进一步限制盐的摄入。许多患者通过限制饮食中的食盐量就能使血压有所下降。要限制烹调用盐,每日不超过5克,同时也要避免所有含盐量高的食品。

少吃腌制食品、熏干食品、咸菜、酱菜、浓肉汁、调味汁、方便面汤料、罐头制品、油炸食品、香肠、火腿、快餐等。

酱油中也含有食盐,6毫升普通酱油约等于1克食盐的量,所以也不能摄入过多。

目前有一些盐类使用部分含钾盐代替普通含钠盐,在一定程度上改善了高钠摄入,但对于肾功能不全等患者来说并不适用。

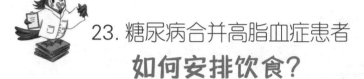

23. 糖尿病合并高脂血症患者如何安排饮食？

糖尿病患者易并发高脂血症，血脂包括胆固醇和甘油三酯，均可来源于膳食。膳食中的脂肪绝大部分是甘油三酯。胆固醇仅存在于动物性食品，如蛋黄、动物的内脏、肉类的脂肪层、鱼子、奶油制品。甘油三酯则在动、植物食品中都有。甘油三酯可分为饱和脂肪酸、单不饱和脂肪酸、多不饱和脂肪酸。肉类、全脂奶制品、动物性油脂中含饱和脂肪酸较高，对心脑血管不利。

糖尿病合并高脂血症患者应坚持低脂肪膳食，每日膳食中的脂肪总量不超过 50 克，每日烹调用植物油不超过 20 克，更要注意"看不见的脂肪"摄入过多。

适当限制食物中胆固醇的含量，每日摄入胆固醇在 300 毫克以内。多采用蒸、煮、炖、熬、凉拌等烹调方法。

常见食物的胆固醇含量（每 100 克食物）

小于 100 毫克	火腿肠、瘦牛肉、瘦羊肉、兔肉、牛奶、酸奶、羊奶、脱脂奶粉、鸭肉、黄鱼、带鱼、鱿鱼、青鱼、草鱼、鲢鱼、鲤鱼、鲫鱼、甲鱼、白虾、海蜇、海参
100~150 毫克	肥猪肉、广式腊肠、猪舌、牛舌、羊舌、牛心、牛肚、羊心、羊肚、全脂奶粉、鸡肉、鸽肉、梭鱼、对虾、鳝鱼
大于 150 毫克	猪脑、猪心、猪肝、猪肺、猪肾、猪肚、猪大肠、猪肉松、肥牛肉、牛脑、牛肝、牛肺、牛肉松、羊脑、羊肝、鸡肝、鸭肝、鸡蛋黄、松花蛋、鹌鹑蛋、凤尾鱼、鱼肉松、虾皮、鱼子、蟹黄、黄油

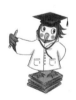

24. 糖尿病合并肝脏疾病患者
如何安排饮食？

　　糖尿病患者同时合并慢性肝炎或肝脏疾病，仍应坚持糖尿病饮食治疗原则。选用优质蛋白质，同时注意限制油脂的摄入。

在控制好总热量的同时，保证摄入充足的复合碳水化合物（多糖）。选用新鲜蔬菜和低热量水果，增加水分的摄入。忌食强烈刺激性食品及调味品，不食用过酸、辛辣食物，不吃霉变或含过多防腐剂、色素食物。禁止饮酒。

注意食物烹饪方法，以细软食物为主，多选用易消化吸收的食物，少量多餐。

发生肝硬化时，尽量少吃粗粮主食，动物蛋白质摄入也应限量。如果出现腹腔积液，要控制盐和水的摄入量。

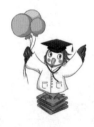

25. 糖尿病肾病患者如何安排饮食？

糖尿病肾病患者既要保证热量和营养充足，又要限制脂肪、蛋白质摄入。

高蛋白饮食可能会加重肾脏的高滤过状态，同时增加体内代谢产物的产生，导致肾功能进一步受损。

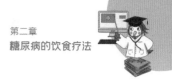

所以应限制膳食中的蛋白质含量，一般按照 0.6~0.8 克／千克标准体重给予，并应提高优质蛋白质比例，减少植物蛋白。

糖尿病肾病发展到终末期，对蛋白质摄入的限制要更加严格，可采用部分麦淀粉（从麦子中提取出来的淀粉）饮食作为主要热量来源，代替大米、面粉，以减少植物蛋白的摄入，减轻肾脏负担。还可选择藕粉、粉丝、芋头、白薯、山药、南瓜等含热量高而蛋白质含量低的食物。终末期肾病常合并血脂代谢异常，仍要继续坚持低脂肪摄入。

终末期肾病常伴有高血压、水肿、少尿情况，故应限制盐和水的摄入量。少尿的患者还应注意避免钾摄入过多，适当限制高钾食物，如油菜、菠菜、韭菜、番茄、海带、香蕉、桃子，避免食用浓缩果汁、肉汁。

肾脏功能损害时对磷的排泄减少，对维生素 D_3 的合成减退，影响钙的吸收，易出现骨质疏松。因此理想的治疗膳食还应提供高钙含量，尽量降低磷含量。

常见食物的含钾量（每100克食物）

食品	含钾量（毫克）	食品	含钾量（毫克）	食品	含钾量（毫克）
藕粉	35	柑橘	169	韭菜	121
面条(干)	15	白萝卜	98	菜花	237
淀粉(干)	8	冬瓜	49	香椿	172
西瓜	87	柿子	135	绿苋菜	207
紫葡萄	59	扁豆	194	干枣	514
挂面	100	苦瓜	343	油菜	278
鸡蛋	142	豇豆	149	雪里蕻	281
鸭蛋	512	丝瓜	171	荠菜	262
南瓜	85	番茄	189	竹笋	300
皮蛋	137	黄玉米	255	冬笋	490
豆腐(南)	162	青葱	186	干百合	344
稻米(粳)	78	土豆	308	香菜	272
菜干	883	紫苋菜	380	津冬菜	632
鸭梨	78	牛肉	210	榨菜	490
红薯	195	猪肉	197	冬菇	599
小麦粉	94	黄豆芽	141	紫菜	2083
葱头	160	鸡肉	264	玉兰片	66
青菜	82	菠菜	262	蘑菇(鲜)	236
芝麻酱	507	藕	215	口蘑	3106
空心菜	243	杏	226	香菇	1228
蒜苗	167	荸荠	308	银耳	1254
绿豆芽	82	芹菜	161	木耳	875
橙子	172	黄花菜	1353	干桂圆	1348

26. 妊娠期糖尿病患者以及
糖尿病患者妊娠期如何控制饮食？

妊娠期间的饮食治疗既要保证胎儿正常生长发育，又要使血糖保持平稳达标，不出现低血糖、高血糖及酮症。因此，妊娠期糖尿病患者或糖尿病患者妊娠期间要学会控制饮食，监测血糖，并应检查眼底、肾功能、血压以及胎儿的发育情况。

妊娠可分为前、中、晚三期，中期及晚期热量可按 30~38 千卡 / 千克体重摄入。肥胖患者在妊娠期不宜减肥。每日主食保证 250~350 克，过低不利于胎儿生长。蛋白质的供给应比孕前增加，每日摄入量约 100 克。脂肪应适量摄入，占总热量 30% 以下。可适量增加膳食纤维在饮食中的比例。水果则应根据血糖控制情况合理选用。

妊娠期间对叶酸、钙、维生素 D 及其他营养素的需求大大增加，应有计划补充。每日可安排 5~6 餐，适当的加餐可以有效防止血糖过高及低血糖发生。

分娩后鼓励母乳喂养，乳母的蛋白质、热量需要较妊娠期有所增加，因此要注意加大这方面的摄入量。

27. 糖尿病患者是不是吃得越少对病情控制越有利？

不是。吃得太少可能导致两种后果：一种是由于主食摄入不足，总热量无法满足机体代谢需要而导致体内脂肪、蛋白质过度分解，身体消瘦，甚至出现饥饿性酮症。另一种是患者认为控制了饮食量，从而对油脂、零食等不加控制，使每日总热量的摄入远远超过需要范围，最终会导致饮食控制效果失败。

28. 咸味和添加甜味剂的"无糖"点心
是不是无须控制摄入量？

当然不是。各种面包、饼干和无糖点心都是粮食做的，与米饭、馒头一样，吃下去也会转化成葡萄糖，最终导致血糖升高。而且上述食物还可能含有大量油脂。所以这类食品应计算在总热量范围内，也要控制食用量。

29. 采用胰岛素治疗后
就不用再控制饮食了吗？

有的糖尿病患者认为，注射胰岛素后，就可以像正常人那样想吃什么就吃什么，想吃多少就吃多少。这是一种非常错误的认识。

不论是口服药物治疗，还是注射胰岛素治疗，都离不开饮食疗法的配合。也就是说，饮食疗法是治疗糖尿病的基本措施，它并不因糖尿病的用药方法改变而改变。

药物只有与饮食相结合，才能更好地控制病情。仅仅注重用药，而不管饮食，会导致患者的代谢失衡，胰岛素抵抗加重，继而出现各种并发症，最终使得治疗失败。因此，应用胰岛素治疗的患者，同样也需要饮食控制。

"注射了胰岛素就不用控制饮食"和"连续几天监测血糖正常就可不吃药"的认识都是错误的。

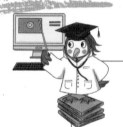

第三章 ● ● ●

③

糖尿病
的运动疗法

1.运动能**控糖吗？**

美国有氧运动创始人库珀（Kenneth H. Cooper）用 40 年时间对 10 万美国人进行的追踪研究发现，久坐不动的人平均寿命最短，每周进行 3 次有氧运动的人比久坐不动的人平均多活 5 年，而始终坚持每周 5 次有氧运动的人，平均比久坐不动的人多活 7 年半到 9 年。

对于糖尿病患者来说，运动也是必不可少的降糖方法，是"五驾马车"中的"跑车"，不能缺失！

运动可以调节糖代谢，降低血糖。这是因为运动的时候能增加肌肉组织对葡萄糖的摄取和利用，消耗肌糖原与肝糖原，缓解高血糖状态，从而降低血糖。

运动有助于延缓并发症的发生发展，能加强机体的循环和呼吸功能，加快血流，毛细血管扩张，氧供应量增加，对糖尿病心肺并发症的发生起到一定的预防作用。

运动时会增加能量消耗，减少多余脂肪，改善异常的高脂血症，降低甘油三酯、胆固醇和低密度脂蛋白等容易引起冠心病的有害成分，同时升高具有保护作用的高密度脂蛋白。

运动时还能增加肌体内毛细血管与肌纤维数值的比例，增强体力，消除紧张情绪，增强信心和社会适应能力，改善因年龄老化因素和疾病造成的器官退化，提高生存质量。

2. 糖尿病运动疗法
需注意什么？

糖尿病患者在运动时需要注意的是：一定要了解自己的血糖控制情况。

如果自己的血糖控制极差，或者是伴有一些急性并发症、严重慢性并发症的时候，应该要慎重进行运动；如果近期的空腹血糖超过 16.7 毫摩尔 / 升，或者有反复出现低血糖或者血糖波动比较大的情况，以及有糖尿病酮症酸中毒等急性代谢并发症时，要禁止进行运动。此外，如果合并感染性疾病，增殖性视网膜病变，还有严重的肾病，这些情况下也是不宜进行运动的。要等到病情控制稳定后，才可以逐步恢复运动。

糖尿病患者的运动要持续进行才有效，首选中低强度的有氧运动。平时不爱运动的糖尿病患者，运动前需咨询专业医生，得到医生许可再运动。

运动时注意不要空腹运动。

3. 糖尿病患者一般一天的运动量应达到多少？

《中国居民膳食指南（2022）》建议成年人每天应活动 6000 步以上。6000 步的目标可以一次完成，也可以分 2~3 次完成，比如早起后走上 2000 步，午饭后走上 2000 步，晚饭后再走 2000 步。

行走 6000 步 = 游泳 30 分钟 = 跑步 30 分钟 = 打网球 45 分钟 = 骑车 95 分钟 = 做家务 120 分钟。

糖尿病患者每天的运动量可不止 6000 步这么简单，如果身体感觉良好，每天应走到 10000 步左右最佳。

需要注意的是，运动要避免过量，避免低血糖，根据自身感受和血糖值来调节运动量。

糖尿病及其合并症的运动处方

合并症	强度	时间	频率	方式
糖尿病	低	20~45 分钟	3~4 天 / 周	太极拳、步行、骑车等有氧运动
冠心病	低	20~45 分钟	3~4 天 / 周	太极拳、步行、骑车等有氧运动
心肌病	低	20~45 分钟	3~4 天 / 周	太极拳、步行、骑车等有氧运动
高血压	低、中	≥30 分钟	>4 天 / 周	太极、瑜伽、步行等舒缓放松的有氧活动
动脉硬化	中	≥30 分钟	每日 1 次	躯干和非受累肢体的牵张训练、手摇车等有氧运动
慢阻肺	中	≥30 分钟	2~5 天 / 周	有氧运动、抗阻

4. 如何掌握
运动强度？

采用中等强度运动，简易的估算方法是根据年龄计算运动的靶心率：靶心率 =170 － 年龄（岁），中止运动后立即测 10 秒脉搏数，然后乘以 6，就表示 1 分钟脉率。

美国心脏协会和运动医学会的研究人员推荐，低中等强度的运动在改善机体功能状态和持久性方面，不亚于高强度运动，并可使患者具有良好的心情，逐步增加运动量。因此，运动强度不要一味追求越高越好，而要以中等适宜为主。

5. 为什么高强度运动后
血糖不降反升？

因为肌肉过度活动，消耗大量血糖，引发胰高血糖素分泌，同时交感神经兴奋，促进肾上腺皮质激素分泌，两者均可使血糖升高，从而抵消了胰岛素敏感性增强、糖利用增加等降血糖的作用。

6. 糖尿病患者
如何选择运动时间？

糖尿病患者的运动时间一般适合安排在餐后 1~2 小时内进行，有研究发现餐后 90 分钟进行运动，其降糖效果最好。

一定要注意，不要在注射胰岛素后立即运动，以防发生低血糖。

运动时，初始阶段持续时间可稍短，5~10分钟/次，随着机体对运动的逐步适应，运动时间可视身体条件逐渐延长，增至40~60分钟/次，但最长应限制在60分钟内，以避免对关节和肌肉造成损伤。

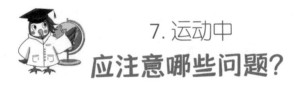

7. 运动中应注意哪些问题？

运动前要做必要的医学检查，以全面了解病情，根据患者的实际情况选择不同的运动方式和制订合适的运动处方。

安排运动要循序渐进，注意运动前的准备工作和运动后的休息整理。

运动量要适当，避免因过度劳累引起酮症或者其他并发症，使病情加重。尤其要避免短时间较剧烈或能引起明显兴奋的运动。

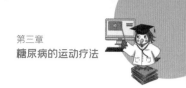

运动时穿的鞋不宜过紧，以免影响足部血液循环；运动衣要宽松，天气寒冷的时候要注意保暖，以免感冒。

8. 运动前
要做哪些准备？

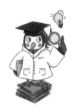

❶ 随身携带识别卡、降糖药物。

❷ 带一些糖果，以便出现低血糖时，可立即补充。

❸ 袜子要柔软和吸汗。

❹ 运动鞋要有软垫及防滑，内里要平滑，并检查鞋内有无异物。

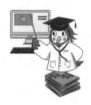

9.运动时
有哪些注意事项?

① 初期运动者宜由较低运动量开始。

② 当进展至中等强度的运动时,呼吸会略为加快,但仍可交谈自如。

③ 运动一段时间后,便需补充适量的糖类小吃(如苏打饼干2块)。

④ 运动后检查双足是否有损伤。

⑤ 遇到问题或身体不适时应立即停止运动,保持镇定,并寻求同伴或医护人员的帮助。

10. 运动时如何避免
低血糖？

血糖下降经常发生在运动过程中，特别是血糖控制情况不太好的患者更容易发生低血糖现象。

与低血糖有关的常见症状有：颤抖、虚弱、出汗异常、紧张、焦虑、口腔和手指的刺痛感以及饥饿感。低血糖神经症状包括：头痛、视觉障碍、精神迟钝、精神错乱、健忘症、癫痫和昏迷。

任何低血糖的发生都应通过摄入快速吸收的碳水化合物来治疗，如葡萄糖片或凝胶、硬糖、普通苏打水、脱脂牛奶或果汁。严重低血糖导致无法自我治疗或失去意识可能需要注射胰高血糖素（由胰岛 A 细胞合成和分泌的一种促进能量动员的激素，通过刺激糖原分解提高血糖水平）。

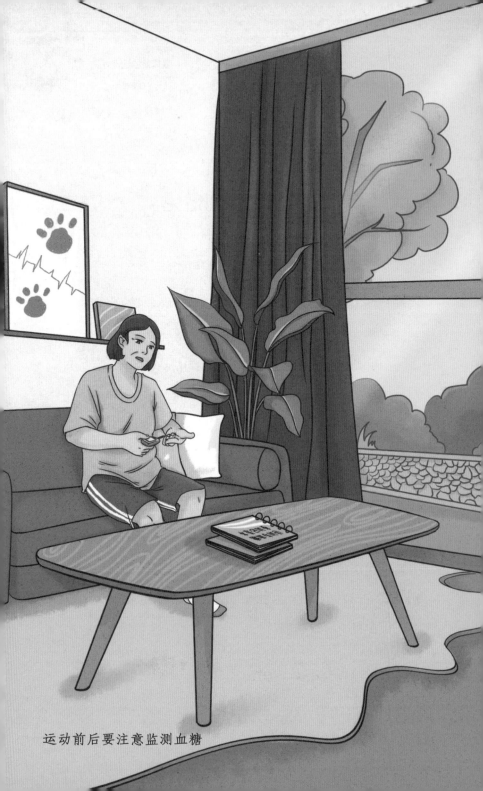

运动前后要注意监测血糖

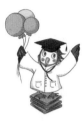

11. 如何选择适合自己的
运动方式？

就像医生给患者看病一样，不可能一张处方适合所有患者。每个人的运动处方也不可能完全一致，要根据个人的工作和生活特点、身体健康状况、运动习惯、个人爱好等来选择运动项目以及决定运动量的大小和锻炼时间的长短。也就是运动要因人而异，个体化。

那么，面对多种多样的运动项目，哪一项才是适合自己的呢？一般可根据职业和年龄来考虑选择。

职业

脑力劳动者易患神经衰弱、高血压、心脏衰弱、消化不良、便秘等病症，可选择一些能增强脑功能、心肺功能的运动项目，如游泳、慢跑、爬山、太极拳等；"电脑族"易患视力障碍、颈椎病、腰椎病，心肺功能较弱，可选择慢跑、保健体操。

有些人从事的职业是较长时间处于坐位或站立位

的工作，如教师、警察、医生、售货员、理发员等，会造成下肢血流不畅，使大量血液滞积在下肢静脉血管中，易引发静脉血管曲张，这类职业人群应选择一些下肢运动的锻炼项目，如慢跑、快步走、跳绳、健身操、骑自行车、爬山等，以增强下肢肌肉的收缩力量。

长期以车代步一族易患与颈椎、腰椎、前列腺、消化道相关的疾病，可选择爬山、慢跑、保健体操、太极拳等。

体力劳动者往往是每天重复一些固定动作，不能活动全身各个器官组织，也不能代替体育运动，这类人群应当做一些健身操、保健按摩等，以纠正身体器官运动不均带来的健康问题。

年龄

因为年龄不同，身体发育的情况不同，精力、体力都不一样，对运动的兴趣、爱好、耐受性与反应都有差异，所以在选择项目时必须考虑年龄特点。

青春发育期，体育锻炼宜选择以灵敏性、协调性和柔韧性为主的活动项目；老年人身体各项机能存在一定程度的退化，在进行体育锻炼的时候要根据各种

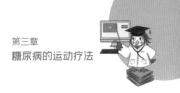

现实情况，遵循循序渐进的原则来进行合理的体育锻炼，以达到预防疾病、改善生活的目的。

12. 运动 30 分钟
可使血糖水平降低多少?

有氧运动可直接降低血糖。有实验发现，运动 30 分钟可使血糖水平降低 12%~16%。

人体中有肌糖原和肝糖原，它们中的葡萄糖是运动的"燃料"。当这些储备的"燃料"快用完时，肌肉就会摄入血液中的葡萄糖供自己使用，血糖水平自然就会下降。锻炼结束后，因为肌糖原和肝糖原中的葡萄糖消耗殆尽，机体又要利用血液中的葡萄糖为肌细胞及肝脏中储存，这时血糖水平又进一步降低，并可持续至锻炼后数小时。

除了直接影响血糖水平外，体育锻炼还可以影响胰岛素的效果。已经证实，通过促进全身血液流动，运动会使注射到体内的胰岛素更快地发挥作用。

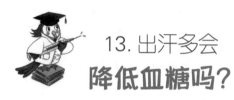

13. 出汗多会
降低血糖吗？

严格来说，血糖水平是不会因为出汗多而降低的。

如果是因为运动而出汗，那起降糖作用的是运动，而不是出汗。如果是因为蒸桑拿、天气炎热而出汗，那是根本起不到降糖效果的。这是因为，葡萄糖是储存在血液中的，所以通过运动和控制饮食都可以降低血糖。而汗液中是不含有糖分的，其主要含有钠离子和钙离子，大量出汗可能导致钠离子和钙离子流失过多，从而引起低渗性脱水，给身体造成损害。

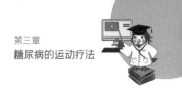

14. 每分钟走多少步
降糖效果最好？

我国糖尿病防治专家从 2001 年开始对住院的糖尿病患者进行个体化的治疗，配合运动疗法，对适宜行走的患者制订出大约每分钟快步走 120 步的运动计划。经过多年的实践发现，每分钟走 120 步降血糖的效果最好。

不过，每分钟走 120 步，做起来可不是那么简单。因为很多人不知道如何掌握运动频率。

这里教大家一个窍门，就是练习一秒走两步，可以在心里默念"嘀嗒"，同时走两步，第一天可以练 2 分钟，再逐渐延长时间，经过一段时间的练习，就能够掌握迈步的频率了。

15. 有氧运动和无氧运动
有什么区别?

有氧运动是指人在体内充分供氧的情况下进行的体育锻炼,也就是在运动的过程中,人体吸入的氧气和消耗之间是相等的。有氧运动的运动方式主要以身体大肌肉群的中低强度长时间循环运动为主,比如长跑、骑车、太极拳、散步等。

无氧运动是指肌肉在无氧代谢过程中进行的运动,耗氧量不随运动负荷的增大而增大。无氧运动和有氧运动在进行中的心率、所需要的能量、减肥效果等方面都有所不同。常见的无氧运动项目有短跑、举重、投掷、跳高、跳远、拔河、俯卧撑、潜水、肌力训练(长时间的肌肉收缩)等。

有氧运动需要大量的氧气参与,身体消耗的主要能量是糖类和脂肪。而无氧运动则是高强度、剧烈的、一般不能持续运动超过两分钟、会让人练起来大喘

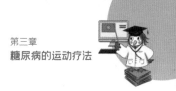

气，需要休息一下恢复体力才能继续运动。无氧运动的代谢物质只能是糖类，而非脂肪和蛋白质。另外，无氧代谢时，糖经无氧酵解分解为乳酸，可使肌肉疲劳和酸痛。

实际锻炼时，可以先做无氧运动，然后再做有氧运动。因为无氧运动大多靠身体自身储存的能量来给身体提供能量，而有氧运动绝大部分是靠身体的脂肪分解来提供能量，少部分是靠身体自身摄入的能量来供能。

16. 适合家里做的
无氧运动有哪些?

在家里做无氧运动,不仅能健身塑形,还可以降糖。这里推荐四种适合在家里做的运动:哑铃操、深蹲、平板支撑、卷腹。

哑铃操

动作要领:双手各握一个装满水的矿泉水瓶,或1~3千克的轻量哑铃,手肘弯曲呈直角,将矿泉水瓶或哑铃平举到身体前方再放下,重复动作至少20次,速度愈快效果愈好。

注意事项:手腕始终保持屈状,以避免损伤腕关节;弯举角度不宜过大,前臂与上臂呈90度,肱二头肌(位于上臂前侧,整肌呈梭形,它有长、短二头故名)感觉紧张即可。

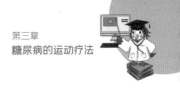

深蹲

动作要领：双脚距离与肩同宽，或比肩距稍宽一点，脚尖略向外张开 15 度左右。将两侧手臂向上举高，直至手臂与肩部平齐。此时头部、背部和腿部在一条直线，保持姿势不动。

吸气，开始屈膝下蹲，同时上身跟着略微向前俯身。在此过程中，眼睛目视正前方，保证身体的稳定性。

持续下蹲，保持身体核心收紧状态。到低位时停止，此时大腿与地面平行。

略微停顿 2~3 秒后，再向上起身回位，直至身体完全站立时，呼气。

初学者建议 10~15 个为 1 组，每天做 2~3 组。

注意事项：首先，深蹲时脚掌的方向与膝盖的方向要一致；深蹲时背一定要挺直，不要弓背。其次，蹲下起身的速度不宜过快，要给全身一个缓冲时间。如果出现膝关节疼痛不适，应立即停止运动，调整姿势。

❓📖 平板支撑

动作要领：俯卧，双肘弯曲支撑于地面上，肩膀和肘关节垂直于地面，双脚踩地，身体离开地面，躯干伸直，头部、肩部、胯部和踝部保持在同一平面，腹肌收紧，盆底肌收紧，脊椎延长，眼睛看向地面，保持均匀呼吸，然后尽可能久地保持姿势不变。平板支撑可以有效地锻炼腹部及大腿、小腿、胳膊的核心肌群。

注意事项：首先，肘关节和肩关节与身体一定要保持直角；其次，在运动时要注意循序渐进。初练者可以先从持续 30 秒练起，然后逐渐延长时间，普通人坚持到两分钟即可。如果觉得这样运动非常轻松，也可以适当延长时间和增加难度，比如将手臂或腿抬高等。另外，虽然平板支撑只有一个动作，但在练习前最好也进行适当热身。

❓📖 卷腹

动作要领：身体平躺于地上，双膝弯曲 90 度，脚平放在地上。双手交叉于胸前或置于耳旁，沉肩收腹，

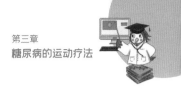

下颚微收，身体向上抬起，停留两秒钟后落下，向上时呼气，向下时吸气，一上一下为一个，一组15~25个。

注意事项：双腿之间保持一拳的距离，不要外展也不要内扣；脖子保持正常的中立位，下颌微收，腰部不要离开地面。注意避免在太软的垫子上练习，因为如果垫子过于柔软，脊椎会失去支撑力，从而影响训练姿势，还会对腰椎造成伤害。

17. 糖尿病并发心脏病
适宜什么运动?

糖尿病并发心脏病的患者要避免高强度的有氧运动、负重的体育锻炼和高负荷的力量训练。避免在过冷或过热等极端气候条件下运动。

推荐运动：在适宜的气候环境中进行中等强度活动，如散步、日常家务、钓鱼、拉伸等。

18. 糖尿病合并高血压
适宜什么运动？

和并发心脏病类似，糖尿病合并高血压患者也应极力避免进行感到吃力的剧烈运动和负重训练。

推荐项目：在血压比较高的情况下，应做散步、体操等轻度运动。

通过使用降压药，如果能将血压控制在理想水平 (130/80 毫米汞柱以内) 的糖尿病患者，可根据自身的体能做一些强度比较大的运动，如快步走、游泳、持器械的运动等，但活动后一定要监测血压。如果血压变动较大，一定要调整运动强度。

每周运动 3~4 次较为合理，每次 60 分钟左右。对于那些每次运动量较小且身体条件较好、运动后感觉不疲劳的患者，建议坚持每天运动 1 次。

19. 糖尿病肾病
适宜什么运动？

　　长期合理的运动可改善肾小球的滤过率，减少尿蛋白的排泄。但对于糖尿病肾病患者来说，由于其肾功能下降，在决定是否运动及选择何种运动方式时应谨慎。

　　糖尿病易引发肾损害，肾损害又可致血压升高，几乎所有的糖尿病肾病均伴有高血压。因此糖尿病肾病患者同样应该避免进行过于剧烈的体育活动。

　　在进行运动疗法前，首先应对肾功能进行评估，以此来选择合理的运动方案，切勿盲目进行。

　　推荐运动：短距离步行、简单的家务劳动、游泳。

20. 糖尿病周围神经病变
适宜什么运动?

合并有周围神经病变的糖尿病患者通常会有双下肢刺痛、灼痛、麻木、发热以及触电样感觉,因此不适合高强度长时间的运动项目,如长距离步行、长跑、跳高和跳远。另外,患者要切忌在过冷或者过热等不良天气条件下运动,如果脚上有外伤或溃疡,不要做负重训练。

推荐项目:建议在适宜的气候条件下从事低到中等强度的运动项目,比如散步、骑车、游泳等。

运动的时候要注意选择合适的运动鞋以保护双脚。另外建议每天对双脚进行仔细检查,一旦有破损或伤口要及时就医处理。

21. 糖尿病自主神经病变
适宜什么运动?

自主神经病变可影响糖尿病患者的消化系统、泌尿生殖系统和心血管系统，进而出现腹泻（或便秘）、尿频、尿急、尿痛、男性勃起功能障碍、心动过速等症状，严重时可出现心肌梗死、心源性休克甚至猝死。因此，伴有自主神经病变的糖尿病患者切忌冒着酷暑进行过于剧烈的运动，以免发生脱水和晕厥。

开始运动前最好先对运动强度和自我运动体能情况进行详细评估，并就运动计划咨询相关医生。

推荐运动：可选择低到中等强度的有氧运动和力量训练，也可在身体条件允许的情况下慢慢提高运动时长，更详细的运动指导应遵照医生建议。

22. 糖尿病视网膜病变
适宜什么运动？

不宜进行剧烈运动及负重运动，以及所有需要屏住呼吸进行的举重及推举运动，否则容易引起视网膜脱落和双目失明，忌倒立。

推荐项目：不需要负重、举重的中等强度运动，如散步、骑车和游泳。游泳时尽量减少屏气。

23. 糖尿病合并周围血管
病变适宜什么运动？

合并有周围血管病变的糖尿病患者可因动脉硬化、狭窄或闭塞出现高血压、眩晕、脑卒中、肢端坏疽溃疡、心肌梗死等严重症状，为了避免发生意外，这类患者一定要注意避免高强度运动。

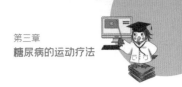
推荐项目：中等强度的步行（可以走一段时间之后歇一小会儿，然后再走）、游泳。

24. 糖尿病伴有骨质疏松或关节炎适宜什么运动？

糖尿病伴有骨质疏松或关节炎患者要避免所有高强度、高负荷的运动。

科学运动不仅不用担心骨折，反而可以缓解疼痛、补充骨量、延缓发病进程。另外，适当运动还可以减轻焦虑抑郁，有益于心理健康，让生活更有质量。开始运动前，要咨询专业医生关于骨折的风险及运动方法，避免运动损伤以及可能的骨折，更好地达到刺激骨质增加的效果。

推荐运动：中等强度的日常活动，包括散步、游泳、轻负重的力量训练和拉伸运动。

25. 运动时如何 科学补充水分？

运动前

在运动前的 1~1.5 小时，应在相对较短的时间内饮水 500 毫升左右，以确保身体水分充足，并促使胃排空。运动前 15 分钟左右再饮水约 300 毫升。注意水不要一次喝完，分 2~3 次补充。运动前补水可以提高身体的热调节能力，降低运动时的心率等。最好选择白开水或者矿泉水，不要饮用具有利尿作用的饮料。咖啡、茶叶和汽水中含有常见的咖啡因和相关物质，如果大量摄入，可能会增加尿液中水分的排泄率。

运动中

要注意少量多次补充水分。一般来说，运动 15~20 分钟可补水一次，一次补充 50~100 毫升，水温以 20 摄氏度为宜，分 5~6 次喝完。如果持续运动

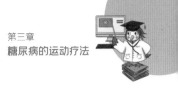

超过 1 小时，可把白开水换成运动饮料，这样能更好地给身体补充能量。

运动后

在运动结束后，饮用 500 毫升左右的水，可以补充运动中流失的水分。

要注意的是，在剧烈运动后，人体体温一般会升到 39℃左右，全身的血流加快，大量血液都流向四肢和皮下，而肠胃处于相对缺血状态，这时不宜饮用冷饮，以免导致胃部血管突然收缩，引起消化道强烈蠕动，产生腹痛、腹泻。

26. 运动前后如何
合理摄入碳水化合物？

不建议运动前摄入过多碳水化合物。运动前如果在短时间内摄入了太多碳水化合物，可能会在运动时产生肠胃不适感，或者出现中度反应性低血糖的症状。

而如果在运动后长时间不进食，可能会出现疲劳感，尤其是在运动时间很长的情况下。

运动后 30 分钟摄入碳水化合物来最大化地补充糖原，这样做可以在运动后刺激胰岛素分泌，从而达到更好的合成与增肌效果。

选择食物方面，一般建议选择碳水化合物和蛋白质，这是一个完美的平衡搭配，尤其是两者在 4：1 的比例下。

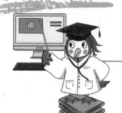

第四章 • • •

糖尿病

口服药物治疗

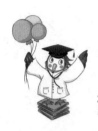

1. 口服降糖药的 种类有哪些?

1 双胍类:降糖机理是减少肝糖原输出,促进葡萄糖利用。代表药物:二甲双胍。

2 磺脲类、格列奈类:降糖机理是促进胰岛素分泌。代表药物:格列齐特、格列美脲、瑞格列奈。

3 α-葡萄糖苷酶抑制剂:降糖机理是延缓肠道葡萄糖吸收。代表药物:阿卡波糖。

4 噻唑烷二酮类:降糖机理是增加胰岛素敏感性。代表药物:吡格列酮、罗格列酮。

5 DPP-4(肽基肽酶Ⅳ)抑制剂:降糖机理是抑制胰高血糖素样肽-1(GLP-1)和葡萄糖依赖性促胰岛素分泌多肽(GIP)的灭活,提高内源性 GLP-1 和 GIP 的水平。代表药物:维格列汀、沙格列汀等。

6 SGLT2(钠-葡萄糖共转运蛋白-2)抑制剂:降糖机理是抑制肾脏对葡萄糖的重吸收,使过量的葡萄糖从尿液中排出,降低血糖。代表药物:达格列净、恩格列净等。

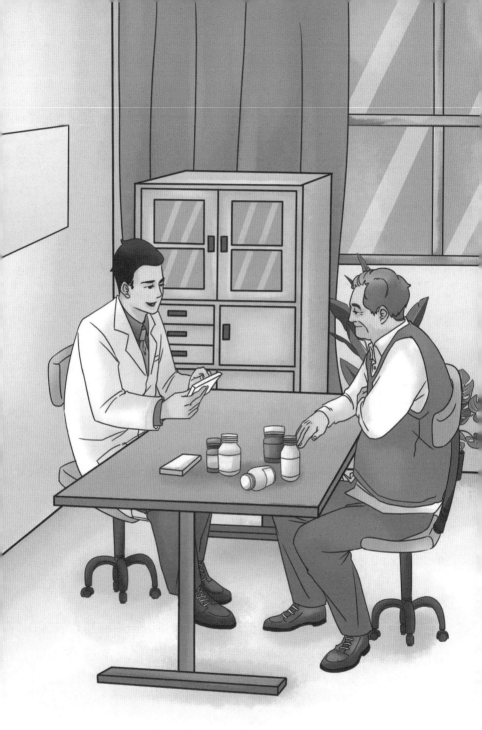

服用降糖药一定要遵医嘱，不能随意服用

2. 二甲双胍的作用机制及适应证有哪些?

二甲双胍作为降糖药,应用于临床已有 60 多年的历史,推荐为治疗 2 型糖尿病的"一线首选"和全程用药,受到国内外临床指南的一致推荐,被大家称作降糖"神药"。

但"神药"不代表可以随随便便使用,对如此重要的药物,不论是患者还是医生都有必要充分了解药物的作用机制和特点,根据实际情况来制订用药的剂量和用法。

以二甲双胍为代表的双胍类药物主要通过以下 3 个途径降低血糖:

❶ 降低血浆游离脂肪酸和增加脂肪氧化;

❷ 抑制糖异生和糖原分解,降低肝糖原输出;

❸ 提高外周组织葡萄糖利用。

二甲双胍适应证

1 糖尿病的预防：临床可有条件地应用于糖尿病的二级预防和三级预防。对于糖尿病高危人群，应首先调整生活方式，养成良好的饮食、运动习惯。如果效果不明显，血糖仍然逐步升高，达到"糖尿病前期"状态的患者可以使用二甲双胍来延缓和预防糖尿病的进展。

2 糖尿病的起始治疗：二甲双胍作为降糖"基石药物"，是糖尿病患者的首选药物。目前认为，一旦确诊糖尿病，除非存在使用禁忌或药物不耐受，都应该首选二甲双胍进行治疗。

3 糖尿病的长期治疗：在国内外与糖尿病相关的指南、共识中，二甲双胍被定位于糖尿病治疗的首选和贯串全程的药物，也就是说除非单药疗效欠佳，否则不建议换药，而应联合其他降糖药继续治疗。

4 二甲双胍具有众多降糖以外的获益，其降低甘油三酯、保护血管内皮的功能可起到抗动脉粥样硬化，降低冠心病和高血压的发生率。

3. 如何正确使用
二甲双胍？

用法用量

二甲双胍使用时的剂量调整原则为：小剂量起始，逐渐加量。二甲双胍起效的最小推荐剂量为 500 毫克 / 天（mg/d），成人可用的最大剂量为 2550 毫克 / 天，最佳有效剂量为 2000 毫克 / 天。

开始时服用 500 毫克 / 天或 < 1000 毫克 / 天，1~2 周后加量至最大有效剂量 2000 毫克 / 天或最大耐受剂量。缓释剂型推荐最大用量为 2000 毫克 / 天，普通片推荐成人可用的最大剂量为 2550 毫克 / 天。

临床制剂及服用方法

不同剂型的二甲双胍，在药效、起效速度和不良反应等方面有所差异，服用方法也有区别。

普通片剂 (或胶囊): 在胃内的溶出速度较快，胃肠道不良反应较多。一般一天服药 2~3 次，最好吃饭时或饭后服用，以减少胃肠道不适。

肠溶片 / 胶囊: 因其肠溶衣耐酸而不耐碱，注意一定要在饭前 30 分钟服用，以使药物在空腹状态下快速从胃排入肠道内而发挥疗效。与普通片剂一样，二甲双胍肠溶片 / 胶囊的给药方法也为每日 2~3 次。

缓释片 / 胶囊: 该类制剂是以凝胶包裹药物，释放速度慢，可减少给药后的胃肠道反应。一天一次给药即可达到缓慢释放、平稳降糖的效果，最好在吃饭时服用。个别患者血糖控制不佳，也可早晚餐时分两次服用。这种剂型的药物每天仅需服用一次或两次，提高了患者的用药依从性，特别适合上班族和记忆力减退的老年患者。

注意：缓释片如果掰开或嚼碎服用，就破坏了包裹药物的凝胶，缓释片就变成无缓释作用的普通片，因而每日 1 次的用量，无法控制全天血糖，所以应当整片吞服，不得掰开或嚼碎服用。

4. 二甲双胍与其他药物
如何联合应用?

联合用药是指为了获得理想的治疗目的或根据药物特点而制订的治疗方案中包含两种或以上药物。对于糖尿病的治疗,联合用药很重要,二甲双胍几乎可以和所有降糖药联合应用,但要根据每个患者的具体情况选择合适的联合用药方式,以下方法可供我们临床选择。

与磺脲类降糖药联合应用:二甲双胍可改善胰岛素抵抗,减少肝糖原输出;磺脲类药物可促进胰岛素分泌。两类药物联合,作用机制互补,具有更全面针对 2 型糖尿病病理生理缺陷的特点,是临床最常用的联合方式,应用时要注意发生低血糖的风险可能会提高。

与 α-葡萄糖苷酶抑制剂联合应用:可兼顾空腹血糖和餐后血糖,但两种药物都有一定的胃肠道不良反应，联合应用有可能增加胃肠不适。

与噻唑烷二酮类联合应用：二甲双胍联合噻唑烷二酮类降糖药能更好地降低糖化血红蛋白，显著改善胰岛功能和胰岛素抵抗，但这种联合治疗要注意噻唑烷二酮类药物的不良反应。

与格列奈类药物联合应用：格列奈类药物属于餐时促胰岛素分泌剂，我国上市的有瑞格列奈、那格列奈和米格列奈，与二甲双胍联合应用具有协同作用。

与胰岛素联合应用：胰岛素可补充机体内源性胰岛素分泌不足，二甲双胍则可改善胰岛素抵抗，还可进一步降低血脂，机制互补使降糖效能提高，胰岛素剂量下降，而降糖疗效更佳，体重增加更少，从而减少相应风险：低血糖风险更小，大血管事件相对风险降低。

与 DPP-4 抑制剂联合应用：DPP-4 抑制剂可增强肠促胰岛素效应，实现 α/β 细胞双调节血糖控制，同时二甲双胍可抑制 DPP-4 活性，促进 GLP-1 分泌，上调 GLP-1 受体表达，二者协同可更大程度增强肠促胰岛素效应，实现血糖调节更平稳的目标。

与 GLP-1 受体激动剂联合应用：GLP-1 受体激动剂可以起到 GLP-1 促进胰岛素释放的作用而具有降糖效果，实现 α/β 细胞双调节血糖控制，具有胰岛保护作用并抑制食欲及胃排空，从而减轻体重、改善血脂紊乱，还可促进肝糖原和肌糖原生成，抑制肝糖原输出，增加脂肪细胞对葡萄糖的摄取，改善胰岛素的敏感性。和二甲双胍联用，可更大程度增强肠促胰岛素效应，实现血糖调节更平稳的目标，且在改善胰岛素的敏感性和减轻体重方面具有协同作用，特别适合肥胖的糖尿病患者。

与 SGLT2 抑制剂联合应用：SGLT2 抑制剂是通过抑制人体的钠 - 葡萄糖共转运蛋白-2 对葡萄糖的重吸收，增加尿糖排泄而降低血糖水平，同时也有助于患者减肥及降低血压，且可通过改善肾小球高滤过状态而发挥肾脏保护作用。与二甲双胍联合应用，可有减轻体重、降压效果及避免低血糖发作等效果，让心血管获益。

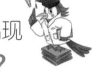

5. 使用二甲双胍时，如果出现 **不良反应该如何处理？**

胃肠道反应

二甲双胍最常见的不良反应是恶心、呕吐、腹泻、食欲下降等胃肠道反应，可能与二甲双胍在胃内快速溶解后高浓度附着于消化道黏膜产生刺激作用有关。一般发生在用药早期（大多 10 周之内），多数患者可以耐受。随着治疗时间的延长，不良反应可逐渐耐受或基本消失，但也有一些患者可能会有严重的胃肠道反应，最终导致患者停用二甲双胍。

应对方法：可以从小剂量起始，逐渐加量，适时调整剂量，非缓释制剂分次随餐服用，或改成每天 1 次的缓释制剂，这是减少胃肠道初期不良反应的有效方法。

❓ 影响人体对维生素 B_{12} 的吸收

长期应用二甲双胍可影响人体对维生素 B_{12} 的吸收，造成维生素 B_{12} 缺乏，引起巨幼红细胞型贫血、神经病变及精神障碍。

应对方法：长期服用二甲双胍的患者应注意定期做相关血液检查，可通过补充口服维生素 B_{12} 片避免上述不良反应的发生。

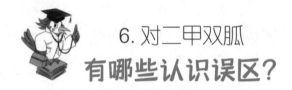

6. 对二甲双胍
有哪些认识误区？

❓ 误区一：二甲双胍有肝功能损害

其实二甲双胍并不经过肝脏代谢，但说明书提出有肝脏疾病者应避免使用。而荟萃分析（针对某一具体问题，收集相关研究信息，获取其研究结果并进行统计合并，获取定量分析的研究结果）研究显示，二甲双胍可减轻非酒精性脂肪肝的胰岛素抵抗，调节血脂，减轻肝损害；相关荟萃分析也指出，二甲双胍会降低糖尿病伴肝硬化患者死亡风险。相关的指南和共识也指出，二甲双胍无肝毒性，但血清转氨酶超过 3 倍正常上限避免使用。

误区二：二甲双胍有肾损害

二甲双胍主要以原形由肾脏排泄，清除迅速，12~24 小时大约可清除 90%，且其本身对肾脏并没有毒性。

大量临床研究证实，肾功能正常的患者在常规用药范围内服用二甲双胍，都不会对肾功能造成损害。

误区三：二甲双胍易导致乳酸性酸中毒

目前没有任何确切证据表明二甲双胍的使用与乳酸性酸中毒有关。只有在肾功能受损和低氧血症的患者中，由于这两种疾病易发生乳酸的积蓄，此时不建议使用二甲双胍。相关荟萃分析表明，长期应用二甲双胍不增加乳酸性酸中毒的风险。另有多项研究表明，二甲双胍在肾脏禁忌证患者中使用，乳酸性酸中毒发生频率不高。

误区四: 老年糖尿病患者不能使用二甲双胍

二甲双胍对老年糖尿病患者依然是一线首选用药,没有具体年龄限制,它本身的低血糖风险低的特点对老年人有独特的益处。但对于 80 岁以上的高龄患者,建议定期检查肾功能。

误区五: 偏瘦或体重正常患者不能用二甲双胍

对于肥胖的糖尿病患者,二甲双胍确实表现出一定的减重效果。但对于体重正常的糖尿病患者,二甲双胍没有过度减重的风险。

7. α-葡萄糖苷酶抑制剂的作用机制是怎样的?

用于对抗可以将肠道内碳水化合物分解成葡萄糖酶的 α-葡萄糖苷酶,一旦产生对抗,就会延缓碳水化合物的消化和吸收,有效预防餐后血糖升高的现象。

发挥时间:随每一顿的第一口饭同服。

α-葡萄糖苷酶抑制剂的降糖作用机制如下：

1 竞争性抑制淀粉酶、蔗糖酶、麦芽糖酶和异麦芽糖酶；

2 延缓葡萄糖吸收；

3 抑制碳水化合物分解；

4 延缓葡萄糖和果糖吸收；

5 不影响乳糖的消化吸收。

8. 如何正确使用
α-葡萄糖苷酶抑制剂类药物？

α-葡萄糖苷酶抑制剂的代表药品是阿卡波糖和伏格列波糖（倍欣），都是常用的口服降糖药，其具有抗高血糖的作用，但它本身不会引起低血糖。如果本品与磺脲类药物、二甲双胍或胰岛素一起使用时，血糖会下降至低血糖水平，故合用时需减少磺脲类药物、二甲双胍或胰岛素的剂量。

　　阿卡波糖常配合饮食控制治疗 2 型糖尿病，需要在用餐前整片吞服或与前几口食物一起咀嚼服用。这是因为阿卡波糖必须与碳水化合物同时存在小肠才能发挥药效，如果服药后很长时间才进食，则效果较差，甚至无效。如果患者用药期间不控制饮食，还可能出现胃肠胀气、肠鸣音、腹泻等不良反应。如果控制饮食后仍有严重不适症状，应咨询医生以便暂时或长期减小剂量。

　　伏格列波糖（倍欣）适用于患者接受饮食疗法，而运动疗法没有得到明显效果时，或者患者除饮食疗法、运动疗法外还用口服降糖药物或胰岛素制剂而没有得到明显效果时。

9. 磺脲类降糖药的降糖机制 及临床应用有哪些?

磺脲类降糖药是一种促进胰岛素分泌的制剂, 其降糖机制是: 刺激胰腺中的胰岛 β 细胞, 分泌胰岛素, 并能提高胰岛素敏感性, 降低胰岛素抵抗, 从而降低血糖。

发挥时间: 餐前半小时。

缺点: 需要依赖一定的胰岛功能。磺脲类药物如果使用不当可导致低血糖, 特别是对老年患者和肝、肾功能不全者; 磺脲类药物还可导致体重增加。

不同磺脲类药物的低血糖发生率存在差异, 新型磺脲类药物的低血糖发生率相对较低, 如二代的格列喹酮、三代的格列美脲出现低血糖的风险比一代的氯磺丙脲低。另有研究提示, 磺脲类药物不会增加心血管风险。

目前在我国上市的磺脲类药物主要为格列本脲、格列齐特、格列吡嗪、格列喹酮和格列美脲，其使用要点分别如下。

格列本脲（优降糖）：是目前降糖效果最强、作用持续时间最长的一种降糖药，其不良反应也显而易见——低血糖，严重时可致命。适用于血糖水平较高（尤其是空腹血糖）的中青年 2 型糖尿病患者。

格列齐特（达美康）：有降低血液黏稠度，减少血小板凝聚性，预防和治疗糖尿病血管并发症的作用。因此适用于有心血管并发症、高黏滞血症以及老年糖尿病患者。

格列吡嗪（美吡哒）：本药吸收完全而迅速，服药 30 分钟起效，是一种短效磺脲类降糖药，最适合餐后血糖居高不下的糖尿病患者。又由于其药效持续时间短，故引起低血糖的风险也很小，所以对老年人比较适宜。

格列喹酮（糖适平）：该药对肾脏影响较小，控制餐后血糖效果好，特别适合老年糖尿病、糖尿病伴轻度肾功能不全以及服用其他磺脲类药物后有反复低血糖发作者，但严重肾功能不全者（肾小球滤过率小于 30 毫升 / 升）需停用。

格列美脲（万苏平、亚莫利）：口服吸收快速，降糖作用持续 24 小时以上，属于长效制剂，每天服用 1 次即可。可用于轻度肾功能不全的糖尿病患者。该药还具有胰外降糖作用，不会导致高胰岛素血症，在与胰岛素合用时，可减少胰岛素用量。建议早餐前服用，如因某些原因未进早餐，也可于第一次正餐前服用。

10. 非磺脲类胰岛素促泌剂的降糖机制及临床应用有哪些？

非磺脲类胰岛素促泌剂也叫格列奈类药物，它的降糖机制是：主要通过刺激胰岛素的早时相分泌而降低餐后血糖，也有一定的降空腹血糖作用，可使糖化血红蛋白降低 0.5%~1.5%。

发挥时间：三餐前。

缺点：此类药物的常见不良反应是低血糖和体重增加，但低血糖的风险和程度较磺脲类药物轻。

目前，我国上市的有瑞格列奈、那格列奈，其使用要点分别如下。

瑞格列奈（诺和龙）：本药口服吸收快，达峰迅速，能改善餐后血糖，有低血糖发生风险小的优势，尤其适用于新确诊、早期及老年 2 型糖尿病患者。

那格列奈（唐力）：本药作用无须进入到 β 细胞中，该药的动力学特点是选择性恢复早期时相的胰岛素分泌。因此，那格列奈的预期作用是控制餐后血糖，并使低血糖发生的危险性降低。

11. 胰岛素增敏剂的降糖机制及临床应用有哪些？

胰岛素增敏剂类药物的降糖机制是增加组织对胰岛素的敏感性，提高外周组织对葡萄糖的利用，从而使血糖水平下降。此类药物广泛适用于有胰岛素抵抗发生现象的身体肥胖患者。

注意事项：有时单用此类效果不明显，也可与磺脲类药物同时应用。胰岛素增敏剂在单独使用时不增加低血糖风险，但与胰岛素或胰岛素促泌剂联合使用时可增加低血糖风险。

体重增加和水肿是使用该类药物时的常见不良反应，这些不良反应在与胰岛素联合使用时表现更加明显。

有心力衰竭（纽约心脏学会心功能分级 II 级以上）、活动性肝病或氨基转移酶升高超过正常上限 2.5 倍、严重骨质疏松和有骨折病史的患者应禁用本类药物。

目前在我国上市的胰岛素增敏剂类药物主要有罗格列酮和吡格列酮，其使用要点如下。

罗格列酮（文迪雅）：绝对生物利用度为99%，单一服用本品，并辅以饮食控制和运动，可控制2型糖尿病患者的血糖。对于饮食控制和运动加服本品或单一抗糖尿病药物，而血糖控制依旧不佳的2型糖尿病患者，可用本品与二甲双胍或磺脲类药物联合应用。

吡格列酮（艾可拓）：可改善胰岛素抵抗患者的胰岛素敏感性，提高胰岛素对细胞的反应性，并改善体内葡萄糖平衡障碍。

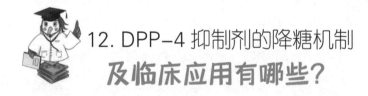

12. DPP-4 抑制剂的降糖机制及临床应用有哪些？

人们发现，人体内的肠促胰岛素的主要成分为胰高血糖素样肽 -1（GLP-1），该类物质可促进胰岛 β 细胞分泌胰岛素从而降低血糖。除此之外，还具有改善体重、减少低血糖风险等作用。2型糖尿患者的肠促胰岛素分泌能力偏低。正常情况下，胰高血糖素样肽-1分泌到血液中很快会被相应酶分解，因此它在血液中的半衰期只有两三分钟。如果使用分解胰高血糖素样肽-1的酶抑制，则可有效延长其发挥生理作用的时间。DPP-4抑制剂便是抑制胰高血糖素样肽-1分解酶作用的一类药物。其不仅在降糖疗效方面与传统降糖药物相似，而且还具有不增加患者体重，降低患者低血糖风险，修复胰岛和保护心血管等优点，逐渐在临床上被广泛使用。

当使用二甲双胍或者其他降糖药物单药治疗后，糖化血红蛋白水平仍未达标，则需联合另外一种降糖药物进行治疗。推荐DPP-4抑制剂作为2型糖尿病患者的二线治疗选择之一。

由于DPP-4抑制剂具有较好的有效性和安全性，在二线治疗时仍未使用DPP-4抑制剂治疗的患者，推荐DPP-4抑制剂作为2型糖尿病患者的三线治疗选择之一。

13. SGLT2 抑制剂的降糖机制及临床应用有哪些？

人体内超过 99% 的葡萄糖进入肾脏，经肾小球滤过后又经近端小管重吸收入血液，而葡萄糖重吸收的机制主要依靠近端小管的钠 – 葡萄糖共转运蛋白 –2（SGLT2）完成。SGLT2 抑制剂可抑制 SGLT2 活性，抑制近端肾小管钠 – 葡萄糖重吸收，促进尿糖排泄，从而降低血糖浓度。它兼具降糖、减重、降压等多重作用。

SGLT2 抑制剂的 4 大优势

心脏保护作用：2019 年 3 月 3 日，中华医学会内分泌分会制定的《中国成人 2 型糖尿病口服降糖药联合治疗专家共识》指出，2 型糖尿病合并动脉粥样硬化性心血管病或心血管危险因素的人群应用二甲双胍联合 SGLT2 抑制剂，可进一步改善血糖控制、减轻体重，还可显著减少心血管事件。

肾脏保护作用：2019 年《中国糖尿病肾脏疾病防治临床指南》明确推荐，SGLT2 抑制剂具有降糖以外的肾脏保护作用，糖尿病肾病患者使用二甲双胍后血糖不达标，可优选 SGLT2 抑制剂（A 级）。

治疗心衰：SGLT2 抑制剂可减少糖尿病患者发生心力衰竭（心衰）的风险，推荐用于合并心衰患者。相关研究证实，SGLT2 类药物——卡格列净可显著降低患者因心衰而住院的 32% 的风险。

SGLT2 抑制剂类降糖药物适用患者

通过饮食和运动控制不佳的 2 型糖尿病患者。

有 2 型糖尿病合并肥胖、高血压患者。

常见的不良反应

SGLT2 抑制剂的常见不良反应为生殖泌尿道感染。

罕见的不良反应包括酮症酸中毒（主要发生在 1 型糖尿病患者）。可能的不良反应包括急性肾损伤（罕见)、骨折风险(罕见)和足趾截肢(见于卡格列净)。

　　不适合用SGLT2抑制剂类降糖药物的人群有：对此类药物过敏反应史；有反复尿路感染病史；严重肾受损，肾病终末期或透析患者；儿童及孕妇。

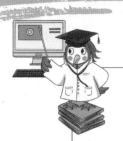

第五章 •••

糖尿病
的胰岛素治疗

5

1. 胰岛素
是怎样生产的?

一种是将动物胰岛素进行化学处理,从而使其转变为人胰岛素,如将猪胰岛素 B 链 30 位的丙氨酸换成苏氨酸,即为人胰岛素。

另一种是 DNA 重组技术,是一种可以无限制合成胰岛素的化学过程。具体地说,就是用一种在实验室培养的特殊类型的细菌(大肠杆菌),并在这种菌内加入含有人胰岛素基因的片段,通过复制、发酵等一系列化学过程,最终合成人胰岛素。这是目前最常用的合成人胰岛素的方法。

胰岛素制剂按照其纯度不同可分为标准品及高纯品。纯度不同的主要指标是胰岛素原的含量。标准品含胰岛素原 10~25 百万分率,高纯品含胰岛素原 10 百万分率以下。

胰岛素制剂按照作用时间不同,可分为超短效、短效、中效与长效。

超短效胰岛素：注射后 10~20 分钟起效，40 分钟为作用高峰。

短效胰岛素：作用高峰在注射后 1~3 小时，作用持续时间为 5~7 小时。

中效胰岛素：作用高峰在注射后 6~10 小时，作用持续时间为 18~24 小时。

长效胰岛素：作用高峰在注射后 10~15 小时，作用持续时间为 28~36 小时。

目前不同规格的胰岛素在胰岛素瓶的标签上都有明显标记，如：R= 正规胰岛素，S= 半慢胰岛素，N=NpH 胰岛素，即中性鱼精蛋白胰岛素，L= 慢效胰岛素，U= 特慢胰岛，50/50=50%NpH 胰岛素和 50% 正规胰岛素的混合液，70/30=70%NpH 胰岛素和 30% 正规胰岛素的混合液。正规胰岛素和半慢胰岛素皆属于短效胰岛素；NpH 胰岛素和慢效胰岛素皆属于中效胰岛素；特慢胰岛素是一种长效胰岛素。PZI，即鱼精蛋白锌胰岛素，也是一种长效胰岛素；50/50、70/30 皆为中效胰岛素和短效胰岛素的混合物，因而在注射前无须患者再自行混合。

2.胰岛素的
种类有哪些?

根据胰岛素的来源可分为动物胰岛素和人胰岛素。目前,国外及国内大医院较多采用经重组DNA技术生产的中性人胰岛素,产品包括丹麦诺和诺德公司的诺和灵及美国礼来公司的优泌林以及国内通化东宝公司生产的甘舒霖系列,有速效、短效、中效、长效及短、中效预混制剂。

各种制剂的作用时间一般可简单概括如下:速效、短效胰岛素主要控制一餐后的血糖,中效胰岛素控制两餐后的血糖,而以第二餐为主,睡前注射可控制次晨空腹血糖,长效胰岛素无明显作用高峰,主要提供基础水平胰岛素。

胰岛素制剂的类型、种类、注射部位、注射技术、胰岛素抗体的存在与否及患者的个体差异等均可影响胰岛素的起效时间、作用强度及持续时间。

胰岛素类似物是指经重组 DNA 技术合成、氨基酸序列与人胰岛素相异，但能与胰岛素受体结合，功能及作用与胰岛素相似的分子。快速作用胰岛素类似物的出现，对胰岛素的临床应用产生了重要影响。

速效胰岛素

有优泌乐（赖脯胰岛素）和诺和锐（门冬胰岛素）等。本品注射后 10~20 分钟起效，40 分钟为作用高峰，作用持续时间 3~5 小时，可餐前注射。

短效胰岛素

有猪胰岛素和人胰岛素两种。诺和灵 R、优泌林 R 和甘舒霖 R 为人胰岛素。本品注射后 30 分钟开始作用，持续 5~7 小时，可用于皮下、肌肉注射及静脉点滴，一般在餐前 30 分钟皮下注射。

中效胰岛素

常见的有诺和灵 N、优泌林 N 和甘舒霖 N。本品注射后 3 小时起效，6~8 小时为作用高峰，持续时间为 14~16 小时。作用持续时间的长短与注射的剂量有关。中效胰岛素可以和短效胰岛素混合注射，亦可以单独使用。中效胰岛素每日注射一次或两次，应根据病情决定。皮下或肌肉注射，但不可静脉点滴。中效胰岛素是混悬液，抽取前应摇匀。

长效胰岛素（包括鱼精蛋白锌胰岛素）

常见的有来得时（甘精胰岛素）、诺和平（地特胰岛素），本品一般为每日傍晚注射，起效时间为 1.5小时，作用可平稳保持 22 小时左右，且不易发生夜间低血糖，体重增加的不良反应亦较少。国产长效胰岛素是鱼精蛋白锌猪胰岛素，早已在临床使用，注射后 4 小时开始起效，8~12 小时为作用高峰，持续时间约 24 小时，其缺点是药物吸收差，药效不稳定。长效胰岛素一般不单用，常与短效胰岛素合用，不可作静脉点滴。

预混胰岛素

是将短效与中效胰岛素按不同比例（30/70、50/50、70/30）预先混合的胰岛素制剂，如诺和灵30R 为 30% 诺和灵 R 与 70% 诺和灵 N 预先混合的胰岛素。选择 30/70、50/50 或 70/30 是根据患者早餐后及午餐后的血糖水平来决定早餐前皮下注射的剂量；根据患者晚餐后及次日凌晨的血糖水平来决定晚餐前皮卜注射剂量。

3. 采用胰岛素治疗应遵循哪些原则？

应根据糖尿病的类型、病情以及年龄等因素，遵循个体化的原则来确定。

1 型糖尿病患者的使用方法

体内胰岛素绝对缺乏，需要胰岛素终身替代治疗，可采用以下治疗方案。

❶ 早餐前混合注射中效和短效胰岛素，晚餐前注射短效胰岛素，睡前注射中效胰岛素。

❷ 早、午、晚餐前注射短效胰岛素，睡前注射中效胰岛素。

③ 持续性皮下胰岛素输注。

2 型糖尿病患者的使用方法

① 与口服降糖药物联合应用。可选择磺脲类、双胍类或 α-葡萄糖苷酶抑制剂与胰岛素联用。一般来说，当磺脲类药物失效时多采用睡前注射中效胰岛素方案，但鉴于磺脲类药物其胰外作用较弱，与胰岛素的合用协同作用不强，故两者联合应用的时机应在单用磺脲类中等剂量不能良好控制血糖之时，而非用最大剂量磺脲类药物失效时加用胰岛素。

② 单剂注射方案：早餐前注射一次中效或混合注射一次中效和短效胰岛素。

③ 分剂注射方案：早、晚餐前分别注射一次中效胰岛素（早餐前剂量为全日量的 2/3），或早、晚餐前分别混合注射一次中效和短效胰岛素。

若 2 型糖尿病患者胰岛功能衰竭或采用上述方案后血糖控制仍欠佳，亦可考虑选用类似 1 型糖尿病患者的治疗方案。

在一般治疗和饮食治疗的基础上，胰岛素治疗应从小剂量开始，如每次 4~8U（个单位），以后根据血糖水平逐渐调整剂量。

目前医生主要根据患者的毛细血管微量血糖来调整胰岛素剂量。一般根据空腹及早餐后血糖调整早餐前短效胰岛素，根据午餐后血糖调整午餐前短效胰岛素，根据晚餐后血糖调整晚餐前短效胰岛素，根据夜间血糖及空腹血糖调整晚餐前或睡前中效、晚餐前长效胰岛素。每隔 2~3 天调整剂量一次，如血糖增高，相应胰岛素剂量增加 2~4U，反之则减少 2~4U，直到取得血糖的良好控制。

采用强化胰岛素（多次注射）治疗方案后，有时早晨时的空腹血糖仍然较高，需分析原因并给予相应处理。

夜间多次（0、2、4、6、8 时）测定血糖，有助于鉴别早晨高血糖的原因：

❶ 夜间未出现低血糖，血糖逐渐升高，提示夜间胰岛素作用不足，可增加晚餐前长效或睡前中效胰岛素剂量。

❷ 若夜间曾有低血糖，继而发生低血糖后的高血糖（Somogy 现象），可减少睡前中效胰岛素，或睡前稍加进食。

③ 若夜间血糖正常，仅于黎明一段短时间出现高血糖（黎明现象），其机制可能为皮质醇、生长激素等对抗激素分泌增多所致，可尝试清晨提前注射胰岛素或睡前服赛庚啶。

在胰岛素治疗初期，随着血糖迅速下降，偶尔会出现以下情况：

① 颜面和四肢水肿，称为"胰岛素性水肿"，这可能与胰岛素促使肾小管重吸收钠有关。

② 视物模糊，可能为血糖迅速下降过程中晶状体渗透压变化导致屈光改变所致。

③ 糖尿病周围神经病变症状出现或加重，发生机制未明。

以上现象多在胰岛素治疗数天或数周内自行缓解，一般不必特殊处理。

胰岛素治疗主要的不良反应包括低血糖反应、过敏反应、免疫学胰岛素抗体及注射部位脂肪营养不良等。

常用胰岛素制剂及其作用特点

胰岛素制剂	起效时间（小时）	峰值时间（小时）	作用持续时间（小时）
短效人胰岛素（RI）	0.25~1.00	2~4	5~8
门冬胰岛素	0.17~0.25	1~2	4~6
赖脯胰岛素	0.17~0.25	1~1.5	4~5
谷赖胰岛素	0.17~0.25	1~2	4~6
中效人胰岛素（NpH）	2.5~3.0	5~7	13~16
长效胰岛素（PZI）	3~4	8~10	20
甘精胰岛素U100	2~3	无峰	30
甘精胰岛素U300	6	无峰	36
地特胰岛素	3~4	3~14	24
德谷胰岛素	1	无峰	42
预混人胰岛素（30R，70/30）	0.5	2~12	14~24
预混人胰岛素（40R）	0.5	2~8	24
预混人胰岛素（50R）	0.5	2~3	10~24
预混门冬胰岛素30	0.17~0.33	1~4	14~24
预混门冬胰岛素50	0.25	0.50~1.17	16~24
预混赖脯胰岛素25	0.25	0.50~1.17	16~24
预混赖脯胰岛素50	0.25	0.50~1.17	16~24
双胰岛素类似物（德谷门冬双胰岛素70/30）	14	1.2	超过24

数据来源：中华医学会糖尿病学分会《中国2型糖尿病防治指南（2020年版）》

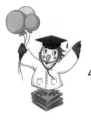

4. 不同疗法中各基础胰岛素
作用有何不同？

针对 2 型糖尿病的临床试验表明：

在基础胰岛素＋口服药物疗法中：就血糖控制水平方面而言，甘精胰岛素、地特胰岛素与中性鱼精蛋白锌胰岛素相当。另外，低血糖发生率降低，特别是夜间低血糖。德谷胰岛素对血糖的控制与甘精胰岛素相似。

在基础胰岛素＋餐时胰岛素治疗方案中：相对于中性鱼精蛋白锌胰岛素，地特胰岛素可更有效降低糖化血红蛋白水平而不增加低血糖风险。总的来说，这两个药物的血糖控制作用相似，而德谷胰岛素可以更灵活的方式给药，每日一次或间隔 8~40 小时而不会失去疗效，也不会增加低血糖风险。

5. 人胰岛素及其类似物
各有何优点？

人胰岛素及人胰岛素类似物的问世是近年来胰岛素研发进展的里程碑，它给糖尿病的治疗提供了更为有效的手段。与动物胰岛素相比，其不良作用尤其是过敏反应及胰岛素抗体的产生明显减少。

人胰岛素： 结构与人自身产生的胰岛素完全相同，因而免疫原性大大减弱，生物效价则大大提高。

目前常用的人胰岛素制剂有三类：短效人胰岛素（快作用），如诺和灵 R、优泌林 R 等；中效人胰岛素（慢作用），如诺和灵 N、优泌林 N 等；预混人胰岛素（短效 R 加中效 N），如诺和灵 30R、50R，优泌林 30/70 等。可根据病情需要选用不同的制剂。

人胰岛素类似物： 是通过将人胰岛素分子的氨基酸增加或调换即改变位置或增加一个侧链等方法使胰岛素的作用更加符合临床要求。

胰岛素类似物与人胰岛素相比，两者控制血糖的效能相似，但胰岛素类似物在模拟生理性胰岛素分泌和减少低血糖发生风险方面优于人胰岛素。

6. 胰岛素治疗过程中要防止哪些误区？

误区一：用胰岛素说明病情变得更严重了

注射胰岛素是糖尿病治疗的重要手段，不能根据是否用了胰岛素来判断病情的严重程度。

误区二：胰岛素会有依赖性，越用剂量越大

由于糖尿病的自然进程是胰岛 β 细胞功能的逐渐衰退，所以，即使是很好地控制住了血糖，胰岛素的用量也会随着人体胰岛功能的变化而逐渐增加。使用胰岛素会导致体重增加，主要原因是患者的饮食发生了变化。

误区三：每天打胰岛素太疼了，长期打可受不了

胰岛素注射针很细，实际上大部分人在注射胰岛素时基本感觉不到疼痛。

误区四：一旦使用了胰岛素就没有办法撤掉

胰岛素没有成瘾性。对于已经开始使用胰岛素进行降糖治疗的患者，是否继续使用，取决于血糖的控制情况。一旦将血糖降低到合理的范围内，就可用口服降糖药治疗。而适时的外源性胰岛素补充，有时还可以使身体的胰岛得到休息，休整以后，可继续发挥作用，控制体内的血糖水平。有些患者自身分泌的胰岛素远远不够身体利用，就需要长期注射胰岛素，但这种情况并不属于胰岛素"上瘾"。

误区五：使用胰岛素会使自身胰岛分泌功能"萎缩"

由于自身神经激素的调节，不论是否使用胰岛素治疗，患者的胰岛 β 细胞都会不停地分泌基础胰岛素。通常说的 β 细胞功能的不断减退是糖尿病本身

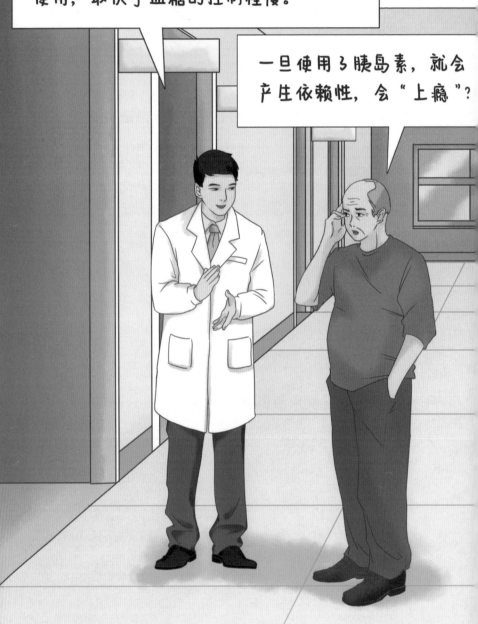

的自然病程所致，与注射胰岛素无关。而在早期糖尿病患者中，由于加入了外源性胰岛素降低了血糖，可以适当减轻 β 细胞的分泌负担，反而会使 β 细胞功能有所恢复。

误区六：胰岛素治疗会引起严重的低血糖

患者的胰岛素初始治疗剂量会很低，所以低血糖的风险也会很小。而加上很好的自我监测，则可以完全避免低血糖的发生。

7.胰岛素注射装置有哪些 区别与特点？

注射器

注射器是传统的胰岛素注射装置，就像我们在平时最常见的打针装置。

优势：在目前所有的胰岛素装置中，注射器的价格最便宜，所以现在很多糖尿病患者都在用。

劣势：一是注射器针头比较粗，患者打针时疼痛感比较强；二是使用注射器要求患者的视力要好、双手要灵活，因为需要患者手动抽取药液并掌握好注射剂量，这对于老年患者来说相对比较困难，容易造成药量偏差，影响效果；三是外出携带不方便，因为使用注射器时，配套设备也要齐全，包括酒精、注射器、胰岛素药瓶、棉签等，漏拿一样都会影响注射。

胰岛素笔

胰岛素笔是一种笔形的，将胰岛素和注射器合二为一的注射装置，患者在使用时旋转笔身把剂量按钮调节到所需要的剂量单位，然后把针头扎入皮下组织，将剂量按钮按到底，便完成了注射。

优势：一是因为胰岛素笔已经把胰岛素和注射装置合并，所以免去了烦琐的抽取胰岛素过程，方便视力不好、手灵活度不好的患者使用；二是携带方便，外出时只要再带上酒精棉球即可；三是由于胰岛素笔的针头很小，与注射器相比疼痛感更小，几乎感觉不到，也减少了注射出血的可能性；四是很多人在外注射胰岛素时会觉得尴尬，胰岛素笔的外形与普通笔相似，操作简便，可减少在外注射的尴尬。

劣势：胰岛素笔用的针头是一次性的，注射完后要把针头丢弃，所以消耗比较大。很多人为了省钱，针头会重复使用，这样做不但容易增加注射时的疼痛感和感染概率，还会影响药效发挥。此外，胰岛素笔芯的价格也要比瓶装胰岛素（需要使用注射器）的价格贵得多。

无针注射器

无针注射器是一种新型的胰岛素注射装置，患者注射胰岛素时不需要针头，其工作原理是使胰岛素在高压驱动下，通过微孔以微型雾化的形式喷射至皮下。

优势：疼痛感很轻微，对于害怕针头又必须注射胰岛素的患者是一个较好的选择。需要注意的是，使用无针注射器"打"胰岛素虽然不会出血，但是偶尔皮肤会出现瘀青。

劣势：无针注射器作为一种高科技产品，价格较高。另外，操作也不方便，它与普通注射器一样，注射前需要抽取胰岛素药液，并不能像胰岛素笔那样直接省去了抽取药液的烦琐步骤。

胰岛素泵

胰岛素泵通过一条导管与人体连接，泵内装有胰岛素药液，泵表面有显示屏、按钮，通过在显示屏上用按钮设定输注程序，系统就会将胰岛素按照设定的模式通过导管输注到皮下。它能很好地模拟人体胰岛素分泌的生理模式。目前国外领先的胰岛素泵已经具有低血糖暂停的功能（即发生低血糖时泵会自动暂停胰岛素输注），被称为"第一代人工胰腺系统"。

优势：一是胰岛素泵与每日多次皮下注射相比，能够更好地控制血糖，降低了低血糖等危症情况的发生率；二是患者的生活会更自由，不会因为要打胰岛素而放弃手头上的事情；三是操作方便，省去了每天皮肤消毒、抽取药液、打针注射等烦琐的操作；四是胰岛素泵没有注射疼痛，是害怕打针的患者的较好选择。

劣势：尽管胰岛素泵有很多其他注射设备无法替代的优势，但是它也有一定的不足之处。胰岛素泵最大的劣势就是价格昂贵，一般的胰岛素泵装置都要上万元，进口的价格更贵。另外，并不是说有了胰岛素泵就会"万事无忧"，胰岛素泵在使用过程中也可能会出现无法正常向体内输注胰岛素的情况，需要定期检查，胰岛素泵的导管与皮肤的接触点也要注意清洁，避免造成感染。

通过以上比较，就会发现各种胰岛素注射装置都有自身的优势和一定的劣势，患者在选择胰岛素注射装置时，可根据自身情况，如给药方案、疾病控制情况、是否怕疼以及自身经济条件等来选择。

8.什么时候应该使用胰岛素治疗？

根据《中国2型糖尿病防治指南（2020年版）》的建议，出现下列情况应使用胰岛素治疗：

对于1型糖尿病患者在起病时就需要胰岛素治疗，且需终身胰岛素替代治疗。

新诊断的2型糖尿病患者如有明显的高血糖症状、酮症或酮症酸中毒，首选胰岛素治疗。待血糖得到良好控制和症状得到显著改善后，再根据病情确定后续的治疗方案。

新诊断糖尿病患者分型困难，与 1 型糖尿病难以鉴别时，可首选胰岛素治疗。待血糖得到良好控制、症状得到显著改善、确定分型后再根据分型和具体病情制订后续的治疗方案。

2 型糖尿病患者在生活方式和口服降糖药治疗的基础上，若血糖仍未达到控制目标，即可开始口服降糖药和使用胰岛素的联合治疗。通常经足量口服降糖药物治疗 3 个月后糖化血红蛋白仍 ≥ 7.0% 时，可考虑启动胰岛素治疗。

在糖尿病病程中（包括新诊断的 2 型糖尿病），出现无明显诱因的体重显著下降时，应该尽早使用胰岛素治疗。

9. 胰岛素注射时 有哪些注意事项？

❶ 胰岛素注射的部位：腹部皮下脂肪层；大腿外侧皮下脂肪层；臀部皮下脂肪层；上臂外侧皮下脂肪层。

一般推荐使用腹部皮下脂肪层和大腿皮下脂肪层，主要是因为这两个部位可以自己双手操作，使用方便、安全。

❷ 胰岛素注射时间：使用短效胰岛素，每次餐前半小时皮下注射一次；使用中效胰岛素，每次餐前一小时皮下注射一次；使用长效胰岛素，每日皮下注射一次，于早餐前一小时注射一次。

❸ 注射前必须看清剂量：普通胰岛素 4 单位 /0.1 毫升。

❹ 严格执行无菌操作：局部皮肤消毒后注射。注射普通胰岛素应用一次性无菌注射器，用胰岛素笔注射胰岛素时应使用一次性无菌针头。

❺ 如需短效和中效混合注射时，应先抽短效，后抽中效，药液应摇匀。

❻ 穿刺点要间隔 2 厘米以上，且应每日更换注射部位，注射时注意避免血管损伤，并不要按摩注射部位。

❼ 定时定量进餐。

❽ 定时定量体力活动。

❾ 密切观察胰岛素过量引起的低血糖反应。

⑩ 经常监测血糖水平，根据血糖控制情况调整胰岛素用量并按时就诊。

⑪ 掌握口腔护理、足部护理、皮肤护理的具体技巧。

⑫ 掌握特殊情况应对措施（如疾病、低血糖、应激和手术）。

10. 糖尿病患者外出时，胰岛素如何保存？

外出时，胰岛素的保存要注意以下几点：

不要被阳光直射，并保持温度在 25 ℃以下，可自带冰袋降温但注意不可低于 2℃。到旅馆后应及时将胰岛素存放冰箱冷藏室中（4 ℃，注意不能放冷冻室）。

如果胰岛素已经放入胰岛素笔，则不需要再冷藏，常温保存即可。

乘车途中避免振荡、剧烈摇动胰岛素。

随身携带胰岛素，不可行李托运。自驾游时不可将胰岛素放在汽车后备箱中。

使用胰岛素时，注射剂量一定要准确，同时注意注射部位的选择。旅途安排多是很紧凑的，偶尔还会有些忙乱，不免让人忙中出错。所以，在注射胰岛素时一定要留出足够的时间，静下心来，按部就班地进行，避免剂量使用错误。不同注射部位吸收胰岛素速度快慢不一，腹部最快，其他依次为上臂、大腿和臀部。

注射胰岛素后，避免剧烈运动、洗热水澡、过度搓压按摩注射部位。千万不可自行随意停用胰岛素，因为一些患者可能因此导致严重糖尿病酮症甚至酸中毒昏迷。

11. 有没有不用注射的
胰岛素？

提到胰岛素，很多人的第一反应就是："打着痛，而且麻烦，还得把握好储存胰岛素的温度，一出门不仅要带胰岛素笔，还得带酒精棉，使用的针头的费用又不便宜……"

那么，有没有口服的胰岛素呢？口服胰岛素不但可以使患者"摆脱胰岛素注射的痛苦"，而且在肠道内吸收保持了胰岛素在进入血液之前的肝脏首过效应，避免了高胰岛素血症带来的过度生长刺激及其他不良代谢效应，减少低血糖反应及体重增加风险。

不过，从目前的情况来看，口服胰岛素的研发充满挑战。由于口服胰岛素药效学方面存在高度的个体化差异及极低的生物利用度，包括胰岛素在内的蛋白质生物利用率不到1%，而只有提高到30%~50%才有使用价值。

口服胰岛素极低的生物利用度有两大原因，一是因为它是大分子蛋白质，当药物通过口服进入消化道时，可被消化道里的胃酸及蛋白酶降解，从而失去活性。而口服胰岛素需经由肝脏进行代谢，也易增加肝代谢失常的风险。二是它很难穿透肠道上皮吸收入血液。

因此，口服胰岛素一直没有被研发成功。但是口服胰岛素的研发从胰岛素被发现以来就一直没有停止。

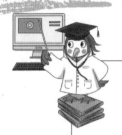

第六章 •••

6

糖尿病
血糖监测

1. 血糖监测的意义及
主要评价标准有哪些?

　　血糖监测是现代糖尿病治疗"五驾马车"的重要组成部分，不仅成为调整医师治疗策略的依据，也在患者教育和自我管理、改变生活方式及降低低血糖和晚期并发症发生风险等方面发挥重要作用，被学术界誉为自胰岛素发现后治疗糖尿病领域的主要成就之一。

　　血糖监测的结果有助于评估糖尿病患者的糖代谢紊乱的程度，反映降糖治疗的效果并指导治疗方案的调整。

　　近30年来，血糖检测技术和手段取得了飞速发展，越来越准确、全面、方便、痛苦少。毛细血管、组织间液甚至泪液葡萄糖都可成为检测对象；监测时间可从时间点到连续 3 天以及反映 2~3 周或 2~3 个月的平均血糖水平；糖化血红蛋白检测实现了标准化。

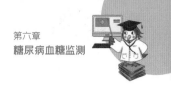

目前临床上血糖监测方法包括利用血糖仪进行的毛细血管血糖监测、连续监测 3 天血糖动态的血糖监测（CGM）、反映 2~3 周平均血糖水平的糖化白蛋白（GA）和 2~3 个月平均血糖水平的糖化血红蛋白的监测等。其中，毛细血管血糖监测包括患者自我血糖监测（SMBG）及在医院内进行的床边快速血糖检测（POCT），是血糖监测的基本形式；糖化血红蛋白是反映长期血糖控制水平的金标准，而动态血糖监测和糖化白蛋白反映的是近期血糖控制水平，是上述监测方法的有效补充。近年来，反映 1~2 周内血糖情况的 1，5－脱水葡萄糖醇（1，5－AG）也逐渐应用于临床。

毛细血管血糖监测能反映实时血糖水平，评估餐前、餐后高血糖、生活事件（饮食、运动、情绪及应激等），以及药物对血糖的影响，及时发现低血糖，有助于医生为患者制订个体化的生活方式干预和优化药物干预方案，提高治疗的有效性和安全性，是糖尿病患者日常管理重要和基础的手段。

自我血糖监测作为糖尿病自我管理的一部分，可帮助糖尿病患者更好地了解自己的疾病状态，并提供

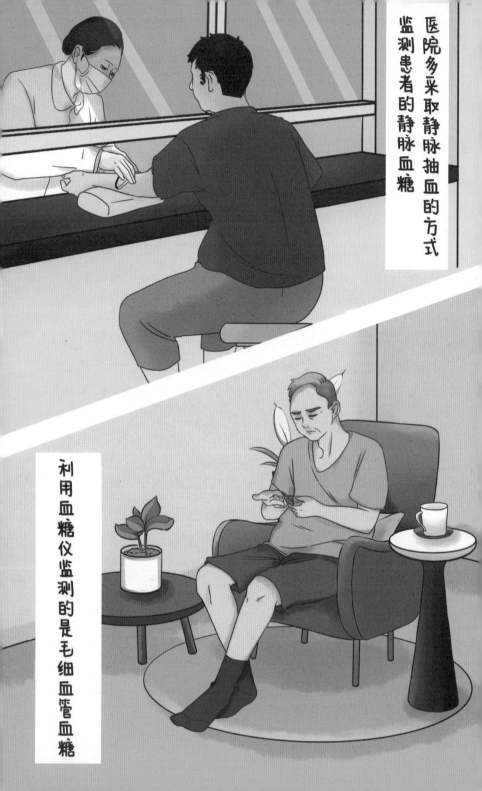

医院多采取静脉抽血的方式监测患者的静脉血糖

利用血糖仪监测的是毛细血管血糖

一种积极参与糖尿病管理、按需调整行为及药物干预、及时向医务工作者咨询的手段，从而提高治疗的依从性。国内外机构发布的指南均强调，自我血糖监测是糖尿病综合管理和教育的组成部分，建议所有糖尿病患者均需进行自我血糖监测。

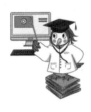

2. 血糖监测的方法有哪些？

糖尿病血糖监测的方法有很多种，包括快速指血血糖监测、静脉血糖监测和 24 小时动态血糖监测。

一般情况下，患者在家进行自我血糖监测时都是采用指血血糖监测，但如果出现了应激状态，就应该送到医院进行动态血糖监测，以更好地配合治疗。

应激状态包括很多种情况，如手术、外伤、剧烈的情绪波动、突发的心脑血管疾病、糖尿病酮症酸中毒、非酮症性高渗、乳酸性酸中毒等，这时候由于血糖在应激状态下突然增高，病情比较严重，此时再采用一天监测 7 个点的血糖值已经无法让医生更全面地了解血糖，因此 24 小时动态血糖监测能给医生提供更加详细确切的血糖数值，以了解一天之内哪个时间段或时间点血糖控制不好，以便调整对该时间段或时间点血糖的控制方案。

此外，为了迅速降低血糖以解除高血糖毒性，应激状态下的糖尿病患者必须采用胰岛素注射或胰岛素泵治疗，使用 24 小时动态血糖监测不但能让医生了解降低高血糖的效果，也能及时发现低血糖存在的危险，因为胰岛素在迅速降低血糖的同时，也向低血糖更迈进了一步。

血糖在控制平稳后，可放弃动态血糖监测，不过依然还要加强自我血糖的监测。在最开始可每天监测 7 次，之后随着血糖的平稳渐渐减少频率。血糖控制的标准以不出现低血糖为前提，最好能接近正常血糖标准 (空腹血糖小于 6.1 毫摩尔 / 升，餐后血糖小于 7.8 毫摩尔 / 升)。

3. 用血糖仪监测血糖的
准确性如何？

通常所说的血糖仪的准确性包含两个方面：准确性和精确性。准确性是指血糖仪的测量结果与实验室血糖检测结果之间的一致程度，精确性是指同一样本多次重复测量后的一致程度。

准确性要求：患者同一部位血样血糖仪测试的全血结果和生化仪测试的血浆结果之间的偏差应控制在如下范围：至少95％的测试结果满足当血糖浓度＜5.6毫摩尔／升时，应在±0.83毫摩尔／升偏差范围内；当血糖浓度≥5.6毫摩尔／升时，应在±15％偏差范围内。

精确性要求：血糖浓度＜5.6毫摩尔／升时，标准差＜0.42毫摩尔／升；血糖浓度≥5.6毫摩尔／升，变异系数（CV）＜7.5％。

4. 毛细血管血糖与
静脉血糖有什么差异？

用血糖仪检测采集的通常是毛细血管全血，而医院的实验室检测采集的是静脉血清或血浆葡萄糖。

一般来说，采用血浆校准的血糖仪在空腹时检测出的数值与实验室检测的数值较接近，餐后或服糖后的毛细血管血糖会略高于静脉血糖；若用全血校准的血糖仪检测，空腹时的数值较实验室的低12%左右，餐后或服糖后毛细血管血糖与静脉血浆血糖较接近。

5. 什么是
动态血糖监测？

动态血糖监测系统（CGM）是最新高科技产品，能持续、动态地监测血糖变化。该系统在日常生活状

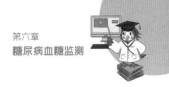

态下检查记录血糖数据，每 5 分钟自动记录血糖数据一次，一般监测 24 小时内的动态血糖变化，绘制出精确的每日血糖变化曲线，在曲线上标有饮食、运动等事件。通过这张全面、详细、完整的血糖图谱为临床的及时诊断和合理治疗提供重要线索。

动态血糖监测最大的作用就是通过每 5 分钟自动读取血糖数据构成动态血糖趋势图，有了它，医生在临床使用胰岛素的剂量时才有依据。动态血糖监测主要就是反映血糖变化规律，也是检查患者控糖是否达到预期的证明。

6. 监测血糖，除了在家测指血，还需要采取哪些措施？

患者在家里使用血糖仪测量血糖水平的时候，使用的大多是指血，就是通过指尖血瞬间获得的血糖数据，和我们人体每时每刻都在变化的血糖比较，测指血反映出的问题比较局限。

糖尿病患者每年要定期到医院检查一下糖化血红蛋白。它是反映长期血糖控制平均水平的"金标准"。

但无论是糖化血红蛋白还是自我血糖监测，自身都存在一定的局限性。糖化血红蛋白反映的是过去2~3个月的平均血糖水平，因此对于治疗调整后的血糖评估存在"延迟效应"，同时糖化血红蛋白难以反映患者血糖波动的特征，也不能精确反映患者低血糖的风险。而自我血糖监测无法精细反映全天血糖的波动变化。因此，持续葡萄糖监测（临床通常称之为动态血糖监测）技术成为传统血糖监测方法的有效补充，并逐渐在临床上得到推广和应用。

从血液流向的角度来看，静脉血来自毛细血管血。毛细血管与器官组织细胞的联系在于组织间液。组织间液内葡萄糖的积聚是糖尿病患者血糖升高的基本发病机制。认识组织间液葡萄糖水平的日内波动和日间波动态势具有更高的价值。因此，实现人体组织间液葡萄糖水平的持续监测，是糖尿病患者监测技术发展历程中的一项里程碑式突破。

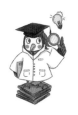

7. 如何规范地进行
血糖监测？

血糖测试和记录

在患者的自我监测过程中，使用者的操作技术也是影响血糖测量结果精准性的关键因素，以下3个步骤可规范患者的操作。

测试前的准备：准备采血工具、血糖仪和血糖试纸，应严格按照血糖仪操作说明书的要求进行操作，并在血糖仪产品适宜的操作温度范围内进行测量；清洁采血部位（如指腹侧面），可用肥皂和温水将手（尤其是采血部位）洗干净，并用干净的餐巾纸或棉球擦干；清洁后将采血部位所在的手臂自然下垂片刻，然后按摩采血部位并使用适当的采血器获得足量的血样，切勿以挤压采血部位获得血样，否则组织间液进入会稀释血样而干扰血糖测试结果。

测试中的要求：建议一次性吸取足量的血样量（某些满足二次加样设计的血糖仪可以允许吸二次血样）；在测试中不要按压或移动血糖试纸、血糖仪等。

测试后的要求：记录血糖测试结果，如果测试结果可疑，则建议重新测试一次。若仍有疑问，则应咨询医护人员或与血糖仪产品厂家联系。在确定原因和咨询医护人员前，请务必不要更改当前的糖尿病治疗方案。测试完成后取下测试用的血糖试纸，并与针头一起丢弃在适当的容器中；将血糖测试用品（血糖仪、血糖试纸、采血器等）存放在干燥清洁处。

质量控制

新买的血糖仪、启用新的试纸条及血糖仪更换电池后都需要用随机所带的模拟液或质控液进行仪器校正，当毛细血管血糖结果与糖化血红蛋白或临床情况不符时，或怀疑血糖仪不准确时，应随时进行仪器校准。

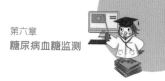

毛细血管血糖数据管理

糖尿病患者要建立血糖日志，日志的内容应包含血糖、饮食、运动等多方面信息，有条件可进行计算机化的数据管理，利用 USB 或无线传输技术将血糖仪与电脑连接，借助血糖管理软件将血糖数据下载，可显示血糖记录册、血糖趋势图、14 天图谱等，能更好地用以评价血糖控制趋势及药物、饮食和运动对血糖控制的影响，指导治疗方案的优化。

移动医疗作为一种新的医疗方式，通过信息技术合理配置医疗资源，并提高医疗资源的利用率，因此在糖尿病管理领域受到了越来越多的关注。

移动医疗在糖尿病管理方面主要有短信息和智能手机 App 两种方式。短信息和智能手机 App 均可记录患者的血糖监测状况。

8. 评价糖尿病患者长期血糖控制水平的"金标准"是什么？

糖化血红蛋白是评价长期控制血糖的"金标准"，也是指导临床调整治疗方案的重要依据之一。

糖化血红蛋白的正常值范围为 4%~6%，在治疗之初建议每 3 个月检查 1 次，一旦达到治疗目标可每 3~6 个月检查 1 次。

对于患有贫血和血红蛋白异常疾病的患者，糖化血红蛋白的检测结果是不可靠的。可用血糖、糖化血清白蛋白或糖化血清蛋白来评价血糖的控制。

9. 使用胰岛素治疗时，如何做好自我血糖监测？

❶ 餐前血糖监测：适用于注射餐时胰岛素和预混胰岛素的患者。当血糖水平很高时，应首先关注空腹血糖水平。在其他降糖治疗有低血糖风险时（用胰岛素促泌剂治疗且血糖控制良好者）也应测餐前血糖。

❷ 餐后血糖监测：适用于注射餐时胰岛素、采用饮食控制和运动控制血糖者。在采用其他降糖治疗法后空腹血糖已获良好控制但糖化血红蛋白仍未达标者，可通过检测餐后血糖来指导针对餐后高血糖的治疗。

❸ 睡前血糖监测：适用于注射胰岛素的患者，特别是晚餐前注射胰岛素的患者。

④ 夜间血糖监测：用于了解有无夜间低血糖，特别是在出现不可解释的空腹高血糖时应监测夜间血糖。

⑤ 出现低血糖症状或怀疑低血糖时应及时监测血糖。

⑥ 剧烈运动前后宜监测血糖。

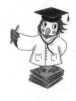

10. 如何制订个体化的
自我血糖监测方案？

个体化的自我血糖监测方案取决于病情、治疗目标和治疗方案。

❶ 因血糖控制非常差或病情危重而住院治疗者，应每天监测 4~7 次血糖或根据治疗要求监测血糖，直到血糖得到控制。

❷ 采用生活方式干预控制糖尿病的患者，可根据需要通过血糖监测了解饮食控制和运动对血糖的影响来调整饮食和运动。

③ 使用口服降糖药者，可每周监测 2~4 次空腹或餐后血糖，在就诊前 1 周内连续监测 3 天，每天监测 7 次血糖（早餐前后、午餐前后、晚餐前后和睡前）。

④ 使用胰岛素治疗者，可根据胰岛素治疗方案进行相应的血糖监测：使用基础胰岛素的患者应监测空腹血糖，根据空腹血糖调整睡前胰岛素的剂量；使用预混胰岛素者，应监测空腹和晚餐前血糖，根据空腹血糖调整晚餐前胰岛素剂量，根据晚餐前血糖调整早餐前胰岛素剂量；使用餐时胰岛素者，应监测餐后血糖或餐前血糖，并根据餐后血糖和下一餐前血糖调整上一餐前的胰岛素剂量。

11. 到医院测血糖时 需要注意哪些事项?

① 不要在检查前一天过分节食。为保证检查结果的真实可信，检查前一天的进餐和用药应与平时一样，并保证夜间睡眠良好。另外，抽血化验前应避免

剧烈运动、抽烟和饮用刺激性饮料（如咖啡等）。

② 不要在家注射完胰岛素后再去医院抽空腹血。由于到医院抽血在时间上难以预料，如果在半小时内不能到医院完成抽血，一旦延迟进餐很可能会发生低血糖。

③ 如果无法确定在医院抽空腹血的具体时间，不妨早晨在家正常用药及进餐，然后去医院检测餐后2小时血糖。这样不至于影响正常进餐及用药，不会引起血糖的波动。

④ 对于自身胰岛素分泌水平低下、存在清晨高血糖的患者，最好用血糖仪事先在家中完成空腹血糖的测定，记下结果后再去医院。

⑤ 对于采用口服降糖药治疗的患者，化验空腹血糖时若采血时间太晚而使得早晨的药和中午的药相隔太近，应在医生指导下减少中午的药量，以免因两餐的药物作用相互叠加而造成低血糖。

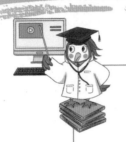

第七章 ●●●

糖尿病
的教育和管理

1. 糖尿病教育
有什么意义?

糖尿病作为一种长期慢性疾病,患者日常行为和自我管理能力是能否控制病情的关键之一,可以说糖尿病的控制不是传统意义上的治疗,而是系统的管理。

糖尿病自我教育管理可促进患者不断掌握疾病管理所需的知识和技能,结合自身的需求、目标和生活经验,并接受医生的指导。

调查发现,接受糖尿病自我管理教育的患者,血糖控制优于未接受教育的患者,同时拥有更积极的态度、科学的糖尿病知识和较好的糖尿病自我管理行为。

糖尿病治疗的近期目标是通过控制高血糖和代谢紊乱来消除糖尿病症状和防止出现急性代谢并发症;糖尿病治疗的远期目标是通过良好的代谢控制达到预防慢性并发症、提高患者生活质量和延长寿命的目的。为了达到这一目标,应建立完善的糖尿病自我教育和管理体系。

2. 如何建立完善的
糖尿病教育和管理体系？

❶ 患者在确诊为糖尿病后，应接受糖尿病自我管理教育，掌握相关知识和技能，并且不断学习。

❷ 糖尿病自我管理教育和支持应以患者为中心，尊重和响应患者的个人爱好、需求和价值观，以此指导临床决策。

❸ 糖尿病自我管理教育是患者的必修教育课，该课程应包含延迟和预防糖尿病的内容，并注重个体化。

❹ 糖尿病自我管理教育和支持可改善临床结局和减少花费。

❺ 当提供糖尿病自我管理教育和支持时，健康教育提供者应该考虑治疗负担和患者自我管理的自我效能和社会与家庭支持的程度。

⑥ 医护工作者应在最佳时机为糖尿病患者提供尽可能全面的糖尿病自我管理教育。

⑦ 在规范化的专科糖尿病教育护士培养基础上，为患者提供糖尿病自我管理教育。

3. 糖尿病管理的目标是什么？

每位糖尿病患者一旦确诊即应接受糖尿病教育，教育的目标是使患者充分认识糖尿病并掌握糖尿病的自我管理能力。糖尿病自我管理教育的总体目标是支持决策制订、自我管理行为、问题解决和与医疗团队积极合作，最终改善临床结局、健康状况和生活质量。

4. 糖尿病患者如何选择适宜的 口服药物或胰岛素治疗？

如果糖尿病患者经过适宜的饮食、运动控制，血糖仍不能达标，要及时就医，选择适宜的药物进行治疗，不能因为没有症状而延误治疗时机。

药物治疗包括口服药物和胰岛素。具体用什么药物要根据患者的身高、体重、血糖、血压、血脂、肝肾功能、心脏情况和经济文化水平合理选择，不同的患者选择不同的药物，同一患者在病情发展的不同阶段的用药也不会完全相同，这也是糖尿病治疗个体化的体现。

长期以来，人们对应用胰岛素存在误解，其实胰岛素是人体内正常的一种激素，谁都离不开它，不是什么"毒品"，更不会成瘾。现在有证据表明，对于新发生的 2 型糖尿病早期给予胰岛素强化治疗可以使患者的胰岛细胞功能得到一定程度的恢复，有利于长期控制。所以对于那些口服药量较大而血糖又难以控制的患者，要及早选择胰岛素治疗。

5. 糖尿病患者为什么要特别注意控制血压？

糖尿病的治疗并不单是控制血糖，2 型糖尿病往往还同时合并高血压、脂代谢紊乱、向心性肥胖等代谢综合征。

有研究证明，单纯严格控制血糖而不严格控制血压，一样会发生各种大血管并发症。

因此，糖尿病患者除了严格控制血糖外，还要严格控制血压、血脂、体重等因素，只有做到综合控制、全面达标才能减少各种并发症的发生发展。

6. 糖尿病患者为什么
必须要定期复查?

除了治疗以外,各种定期复查也非常重要。

有的糖尿病患者虽然接受治疗了,但是很少去医院检查,根本不清楚具体的血糖控制效果,时间长了一样会发生各种并发症。

另外,糖尿病的治疗药物也不是一成不变的,需要根据不同的情况进行调整,所以定期到医院复查非常必要。

对于病情稳定的患者每月要复查一次空腹和餐后血糖,每半年要查一次心脏、肾脏、眼底、神经、血脂和肝肾功能;对于病情不稳定者要听从医生安排随时检查。

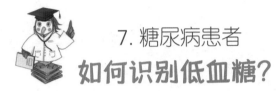

7. 糖尿病患者
如何识别低血糖？

低血糖是指人体血糖含量低于正常范围，即成年人空腹血糖浓度 ≤ 2.8 毫摩尔 / 升，糖尿病患者血糖值 ≤ 3.9 毫摩尔 / 升。但是否出现症状，个体差异很大。

任何糖尿病患者，不管他们应用口服降糖药还是胰岛素，均可能发生低血糖。

严重低血糖通常发生于下列患者：正接受强化和严格的胰岛素治疗；饮食和体力活动变化较大的患者；糖尿病病程较长的患者和患有自主神经病变的患者。有严重低血糖症病史的患者再次发作的危险性也会增加。

造成低血糖的原因有多种，其中进餐延迟或食物减少，体力活动过度和饮酒最常见。低血糖可能对人体造成很大危害，并有一定危险性，患者应尽可能避免发生。

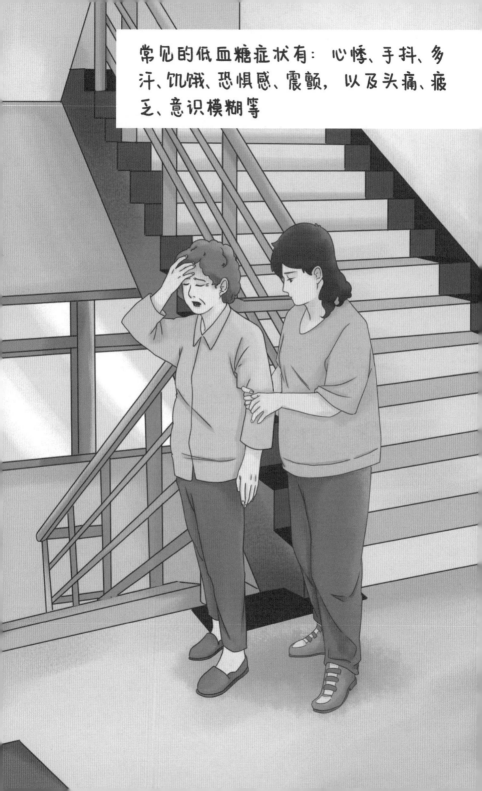

常见的低血糖症状有：心悸、手抖、多汗、饥饿、恐惧感、震颤，以及头痛、疲乏、意识模糊等

那么，低血糖症状有哪些呢？当血糖降至 3.3 毫摩尔 / 升以下时，可出现低血糖症状，临床表现为：心悸、手抖、多汗、饥饿、恐惧感、震颤，以及头痛、疲乏、意识模糊、昏迷或癫痫样发作，严重者可危及生命。

预防低血糖症的最好方法是患者做好血糖水平自我监测。

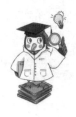

8. 出现了低血糖症状后，该采取哪些措施？

一般的低血糖症状通常较轻，患者可以自己处理，此时应立即吃一块糖或 50 克馒头以缓解症状继续发作。发作前如能少量进餐，常可使血糖保持在相对稳定的状态，从而预防低血糖反应的发生。

偶然发生低血糖反应时，可立即饮用易于吸收的果汁、糖水或食用少量糖果、馒头等予以缓解，但不能经常采用这种办法。

如经常出现低血糖症状时，要及时请医生调整饮食和降糖药物。

生活不规律，吃饭不定时（如外出、开会等），易引起血糖的波动，这种情况下要注意随身携带一些方便食品，如奶粉、方便面、咸饼干等，以便随时灵活加餐。

9. 糖尿病患者在饮食和用药方面要避免哪些误区？

饮食误区

饮食误区一：患了糖尿病就要少吃

很多人有上述观点，以致"这也不敢吃，那也不敢吃"，最终导致营养不良。其实，糖尿病患者的饮食原则是通过合理均衡的膳食将体重控制在理想范围内，所以对于消瘦的人要适当多吃点，让体重增上去；对于肥胖者要少吃些，让体重减下来。

饮食误区二：花生、核桃含糖少，可以多吃

不少患者主食吃得很少，而把花生、核桃、瓜子等干果当零食吃得很多，这种做法其实是非常错误的。花生等油性大的干果所含的热量是粮食类食物的两倍，属于应该少吃的食物。

饮食误区三：糖尿病患者不能吃水果

血糖控制不好的患者暂时不要吃水果，但血糖控制良好的患者应在两餐之间吃些水果，以保证营养物质均衡摄入。要注意，蔬菜的营养不能代替水果。

用药误区

用药误区一：西药有不良反应，中药没有不良反应

客观地说，所有的药物都可能有不良反应，只要合理选择完全可以把药物不良反应降到最小。目前治疗糖尿病时采用西药是主流，中药只是辅助。切不可相信某些不负责任的广告宣传，以免上当受骗。

用药误区二：服药不必分饭前饭后

降糖药物服用一般都要注意和吃饭的时间关系，有的需饭前半小时服用，有的需饭中服用，还有的需

饭后服用。同样的药物同样的剂量，如果服用方法不一样，其效果也会完全不同。

用药误区三：只要能降糖，什么药都一样

2型糖尿病的患病因素主要是胰岛素抵抗和胰岛素分泌缺陷，具体到某一患者这两者所占的比重不一样，选药也不一样。对胰岛素抵抗为主者要选用胰岛素增敏剂，反之要用胰岛素促泌剂或胰岛素。此外，选药还要考虑对肝肾功能的影响等因素。

用药误区四：害怕使用胰岛素

胰岛素是体内一种正常的激素，不会成瘾。只要掌握好剂量，胰岛素也可以说是不良反应最少的降糖药物。所以，该用胰岛素的时候就要毫不犹豫地接受胰岛素治疗。

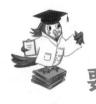

10. 老年糖尿病患者
要注意哪些事项？

老年糖尿病患者通常病程较长，并发症、伴发病多，应结合自身的特点进行个体化的健康管理。

老年糖尿病患者应了解糖尿病的病因、疾病进展、临床表现、糖尿病的危害、糖尿病急慢性并发症的识别和处理、个体化治疗目标、生活方式干预、各类药物的特点、临床药物选择及使用方法、如何进行血糖监测等。

老年糖尿病患者本人、家庭成员及看护者要正确了解疾病相关知识，避免过于激进或者过于宽松的血糖管理，有助于提高老年糖尿病患者的生活质量。

尤其需要关注的是：老年糖尿病患者发生低血糖的风险大且感知低血糖的能力差，在制订血糖控制目标、饮食运动方案、血糖监测策略和药物选择时应警惕低血糖的发生。同样，老年糖尿病患者也是骨量减少、骨质疏松，甚至骨质疏松性骨折的高风险人群，一旦发生骨折，致残率、致死率高。因此，需加强对骨折风险的评估及预防骨质疏松知识的掌握。

11. 糖尿病患者外出旅行有哪些注意事项？

外出旅行时的作息和饮食规律都与居家时有很大的不同，很多患者因为病情不敢外出游玩。其实，只要提前做好周密准备，也可以进行一场完美旅行。

❶ 长途出行前要检查身体状况，包括血压、心电图、尿常规、血糖、血脂等，平稳的病情是出游的前提。

对于刚刚开始接受治疗或者更改治疗方案的糖尿病患者，不建议马上外出旅行，要等到血糖平稳，药物剂量稳定，没有严重糖尿病并发症，能识别低血糖，掌握各种注意事项之后再考虑出游。

如果时间充足，最好提前告知医生您的出行计划，以便医生为您提供更方便适合外出活动、更安全的治疗方案。

❷ 使用胰岛素治疗的糖尿病患者一定要注意胰岛素的保存条件，有很多热带旅游景点的气温超过了25℃，一定要注意胰岛素的保存。出行前咨询当地住宿地点有无冰箱。

❸ 准备足够的药物及必备用品，最好准备平常用量的 2 倍，包括胰岛素／口服药物、血糖仪、试纸条、酒精棉签、针头等。

❹ 尽量保持三餐规律，多饮水，避免暴饮暴食，也不可吃得过少，可根据每日的活动量大小适当增减食量。出游时出汗多，易脱水，所以要多饮水，防止脱水高渗性昏迷的发生。去热带地区旅游最好不要贪食过多的热带水果。

❺ 监测血糖不能停。旅行时的活动、生活、饮食方式等都与平时居家不同，不能按时就餐、运动量的加大和饮食量的增大都将影响血糖值，因此定时监测血糖对指导旅行中用药非常重要。尤其要注意空腹、餐前和睡前的血糖。随身携带糖块、饼干、含糖饮料

等食物，严防低血糖。

⑥ 旅行途中更要注意足部的护理，选择一双柔软舒适的旅游鞋，旅途中如果发现鞋中有石子、沙砾等硬物，一定要及时清理，以免对足部造成过多的损伤。每日睡前洗脚时，要先用手试水温后再泡脚，并认真检查双足有无水疱、红肿、擦伤等细小破损。发现后要及时处理。

⑦ 旅行中要严格注意饮食卫生，一旦发生腹痛、呕吐、腹泻等症状应终止旅行，就地诊治。除了常见的感染性腹泻以外，还要注意检查尿液中有无酮体，因为糖尿病的严重急性并发症酮症酸中毒也可能表现为腹痛、呕吐。

⑧ 旅行途中注意体能变化，量力而行。重视活动中和活动后的感觉：如有疲乏感，但食欲及睡眠正常，无其他不适感，属轻度疲劳，可继续旅行；如食欲不好，不易入睡，甚至对旅行的兴趣降低，说明活动量过大，应减少活动量；如出现呼吸费力、胸闷憋气、头晕头痛、面色苍白等症状时，应立即终止旅行，尽快就医，以防出现意外。

9 随身携带急救卡，内容包括：姓名、性别、年龄、诊断（注明有无并发症或其他疾病）、所用药物名称及剂量（特别是胰岛素及口服降糖药物的种类、剂量、用药时间）、紧急联系人的姓名和联系方式。

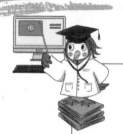

第八章 ● ● ●

8

糖尿病

慢性并发症

1. 糖尿病患者如何筛查和预防心脑血管疾病？

糖尿病是心脑血管疾病的独立危险因素。与非糖尿病人群相比，糖尿病患者发生心脑血管疾病的风险会增加 2~4 倍。

糖尿病患者经常伴有高血压、血脂紊乱等心脑血管病变的危险因素。因此，对多重危险因素的综合控制可显著降低糖尿病患者发生心脑血管病变的风险。

❶ 做好筛查。在首次被确诊患上糖尿病后，应每年至少一次请专业医生评估心脑血管病变的风险因素，评估的内容包括心脑血管病病史、年龄、有无心脑血管风险因素，如吸烟、高血压、血脂紊乱、肥胖（特别是腹型肥胖）、早发心脑血管疾病的家族史等，肾脏损害（尿白蛋白排泄率增高等）、心房颤动（可导致卒中）。

❷ 做好对心脑血管病变风险因素的控制。这方

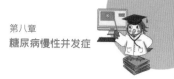

面包括降压治疗、调脂治疗、抗血小板治疗。

降压治疗：一般糖尿病合并高血压患者的降压目标应低于 130/80 毫米汞柱，老年或伴严重冠心病的糖尿病患者，可采取相对宽松的降压目标值。糖尿病患者的血压水平如果超过 130/80 毫米汞柱，即应开始生活方式干预以预防高血压的发生。糖尿病患者的血压≥ 140/90 毫米汞柱者可考虑开始药物降压治疗。

调脂治疗：糖尿病患者每年至少应检查一次血脂，包括血清总胆固醇（TC）、甘油三酯（TG）、低密度脂蛋白（LDL-C）、高密度脂蛋白（HDL-C）。接受调脂药物治疗者，根据疗效评估的需求，应增加血脂检测的次数。

患者保持健康的生活方式是维持合理的血脂水平和控制血脂紊乱的重要措施，主要包括减少饱和脂肪酸、反式脂肪酸和胆固醇的摄入；增加 n-3 脂肪酸、膳食纤维的摄入；减轻体重；增加运动及戒烟、限酒等。

进行调脂药物治疗时，把降低低密度脂蛋白作为首要目标。临床首选他汀类调脂药物，必要时与其他调脂药物联合使用（如依折麦布）。对于已经患有冠

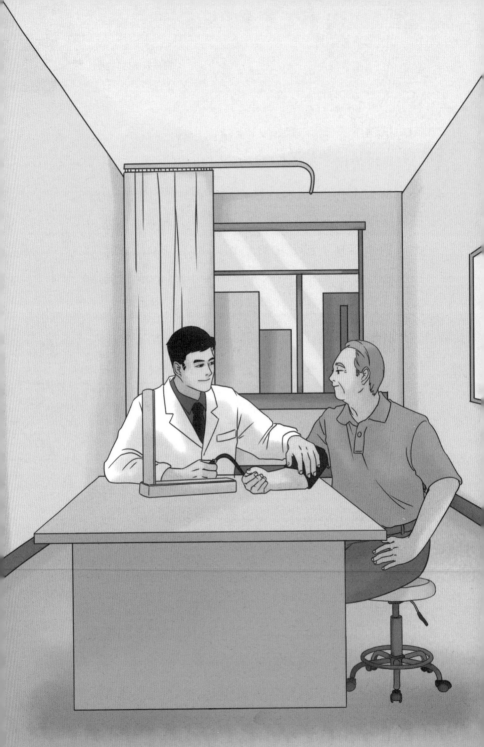

糖尿病患者不但要关注血糖，还要关注血压

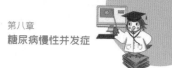

心病、缺血性脑卒中等极高危人群来说，低密度脂蛋白的控制目标为 < 1.8 毫摩尔 / 升，高危人群的控制目标应 < 2.6 毫摩尔 / 升。如果空腹甘油三酯 ≥ 5.7 毫摩尔 / 升，为了预防急性胰腺炎，应首先使用降低甘油三酯的药物。低密度脂蛋白达标后，若甘油三酯水平仍较高（2.3~5.6 毫摩尔 / 升），可在他汀治疗的基础上加用降低甘油三酯药物如贝特类（以非诺贝特为首选）或高纯度鱼油，并使非高密度脂蛋白达到目标值。

抗血小板治疗：不伴有心脑血管疾病的糖尿病患者，如果年龄 ≥ 50 岁，而且合并至少 1 项主要危险因素（早发动脉硬化性心血管疾病家族史、高血压、血脂异常、吸烟或蛋白尿）需要服用抗血小板（如阿司匹林）药物预防心脑血管疾病。糖尿病已经合并动脉硬化性心血管疾病者需要应用阿司匹林作为预防，动脉硬化性心血管疾病合并阿司匹林过敏患者，可以选用氯吡格雷等其他抗血小板药物。

2. 糖尿病患者何时需要 筛查下肢动脉病变？

　　下肢动脉病变是外周动脉疾病的一种，表现为下肢动脉的狭窄或闭塞。

　　与非糖尿病患者相比，糖尿病患者更常累及股深动脉及胫前动脉等中小动脉。其主要病因是动脉粥样硬化，但动脉炎和栓塞等也可导致下肢动脉病变，因此糖尿病患者下肢动脉病变通常是指下肢动脉粥样硬化性病变（LEAD）。

　　下肢动脉粥样硬化性病变的患病率随年龄的增大而增加，糖尿病患者与非糖尿病患者相比，发生下肢动脉粥样硬化性病变的危险性增加 2 倍。有调查发现，50 岁以上合并至少一种心血管危险因素的糖尿病患者中，1/5 左右的患者合并下肢动脉粥样硬化性病变。

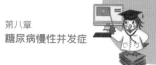

下肢动脉粥样硬化性病变与冠状动脉疾病和脑血管疾病等动脉血栓性疾病常同时存在，故下肢动脉粥样硬化性病变对冠状动脉疾病和脑血管疾病有提示价值。下肢动脉粥样硬化性病变对机体的危害除了导致下肢缺血性溃疡和截肢外，更重要的是，这些患者的心血管事件的风险性明显增大，死亡率更高。

对于 50 岁以上的糖尿病患者，应该常规进行下肢动脉粥样硬化性病变的筛查。伴有下肢动脉粥样硬化性病变发病危险因素（如合并心脑血管病变、血脂异常、高血压、吸烟或糖尿病病程 5 年以上）的糖尿病患者应该每年至少筛查一次。对于有足溃疡、坏疽的糖尿病患者，不论其年龄大小均应该进行全面的动脉病变检查及评估。

踝肱指数（ABI）是指脚踝处（足背动脉或胫后动脉）测量的收缩压与肱动脉测量的收缩压的比值，肱动脉的收缩压取双臂较高者，踝部收缩压取患肢。常在静息、平卧时测量踝肱指数。踝肱指数可作为诊断下肢动脉粥样硬化性病变的重要指标。

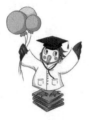

3. 如何避免和早期发现
糖尿病足？

糖尿病足是糖尿病最严重和治疗费用最高的慢性并发症之一，严重者可以导致截肢和失去生命。

新近调查研究发现，我国 50 岁以上的糖尿病患者 1 年内新发足溃疡的发生率为 8.1%，治愈后糖尿病足溃疡患者 1 年内新发足溃疡的发生率为 31.6%。预防和治疗足溃疡可以明显降低该病的危害性。

下面介绍一些可避免和早期发现糖尿病足的日常注意事项：

❶ 控制好糖尿病。选择健康的生活方式，保持血糖、血压和胆固醇水平尽可能达标。综合达标是预防或延缓糖尿病相关的足部问题，以及眼睛和肾脏并发症的基本手段。

❷ 每天洗脚并检查自己的脚。要用温水而不是热水洗脚。洗脚前一定要检查水温，水温不要超过 40

摄氏度。洗完后用干布擦干，尤其是擦干足趾间；保持足趾间皮肤干燥，可在足趾和足底涂一层薄薄的护肤膏保湿，但不要将护肤膏涂在足趾间，因为这样可能导致感染。

有的糖尿病患者可能已经有严重的足部问题，但却没有疼痛感，所以要注意经常检查自己的脚，查看有无裂口、红斑、肿胀及趾甲感染。

每天可选择一个固定的时间（最好在晚上），并且按照一定的顺序进行检查，以便能够检查到脚的每一部位，避免遗漏。如果检查时弯腰有困难的话，可以借用镜子或让家人来帮助检查。

❸ 每周或根据需要修整趾甲、轻柔去除鸡眼或胼胝。要在清洗并且擦干脚后修整趾甲，使之平齐、光滑。

❹ 避免脚部受冷热损伤。避免足部接触电暖炉、暖气及明火，不要将热水袋或热垫子放在脚上，如果晚上脚部感觉发冷可穿上袜子保暖。

❺ 任何时候都要穿鞋和袜子。即使是在家中，也不要赤脚走路，以免踩上异物而损伤足部。要记着穿袜子以避免发生水疱或受伤。不穿过紧的或毛边的

袜子或鞋；每天换洗袜子；也不宜穿高过膝盖的袜子。

6 穿合适的鞋。穿合适的鞋对于预防严重的足部问题非常重要。运动鞋或步行鞋很适合日常穿着，可以保护足部，且通气性好。不要穿塑料鞋，因为这样的鞋没有弹性且不透气。不要买尖头或高跟鞋，它们会对足趾产生太大的压力。穿鞋前要检查确保里面光滑、没有异物。

7 保证足部血流通畅。当坐着的时候可抬高双脚，摆动足趾，每次 5 分钟，每日 2~3 次。上下左右活动脚踝以促进足和小腿的血流；不要长时间跷二郎腿。

8 定期去医院复查。至少每年去医院检查 1 次足部的感觉和动脉搏动情况，让医生判断是否将会有严重的足部问题。如果已经有了严重的足部问题，每次就诊时都要进行足部检查。

4. 糖尿病足患者需要 特殊的鞋子和鞋垫吗?

人在行走过程中，当脚接触地面时，足部承受着体重的 1.5~2 倍的压力；当跑步时，足部承受着体重的 2~3 倍的压力。

对于糖尿病患者来说，不合脚的鞋对脚部的长期挤压磨擦可能造成足底或足背皮肤损伤，导致感染，发生坏疽甚至截肢。

常见足病包括：足内翻、足外翻、足底筋膜炎、高弓足、平足、跖痛等。

患者在足部还未出现创伤，但已发生畸形的时候，就应该选用一些小装置或小支具提前避免足部溃疡的发生。使用一些符合足部状态，并且可以很好地分散足底压力的功能性足部装置就可以对患肢起到比较好的预防保护作用。

对于接受了小截肢手术后治愈的患者，也需要针对患足的残存功能来制作部分填充的足部装置，并对鞋底、鞋垫进行一定的加工。

大部分足部畸形都是由于长期不良的步态导致的。糖尿病患者只要足部出现异常，都应该选择适宜的鞋垫来均衡足底压力，并纠正步态，延缓足病进展。

目前有一种新方法可以让患者迅速获得合适的鞋垫，就是使用新兴的 3D 打印机来"打印"一双完全贴合自己脚型的、属于自己的鞋垫。

5. 男性糖尿病患者为何容易出现勃起功能障碍？

阳痿，学名"勃起功能障碍"（ED）。阴茎的勃起需要神经、血管的参与，而高血糖是血管和神经的"杀手"，也因此能够影响阴茎的勃起。

糖尿病患病时间越长，血糖控制越差，患上勃起功能障碍的可能性越大。

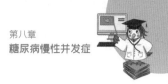

近年来，随着糖尿病发病率的逐年提高，受此困扰的男性患者越来越多。糖尿病勃起功能障碍已经成为严重影响患者身心健康及夫妻生活质量的难言之痛。

男性糖尿病患者出现勃起功能障碍主要与以下原因有关：

血管病变： 长期高血糖会损害周围血管，导致血管内皮损伤、弹性减退，海绵体动脉血流供应减少，进而影响阴茎的勃起功能。

神经病变： 周围神经和自主神经在调节阴茎勃起的过程中起着重要的作用，前者负责刺激信号的接收和传递，后者负责调节血管舒缩。长期高血糖导致周围神经、自主神经以及周围动脉血管发生一系列病变，导致勃起功能障碍。

心理因素： 由于对并发症的恐惧、经济上的压力、长期控制饮食以及终生用药带来的种种不便，使得一些糖尿病患者背负着很大的精神压力，因此存在不同程度的抑郁症状，这些心理问题同样会导致勃起功能障碍。

内分泌异常： 糖尿病可引起雄性激素水平下降，而雄性激素在维持性欲上具有重要作用。

6. 糖尿病性勃起功能障碍
如何诊断？

糖尿病性勃起功能障碍的诊断主要依据两点：

① 有明确的糖尿病病史；

② 有勃起功能障碍的相关主诉。

此外，还有多种辅助检查方式，例如夜间阴茎勃起监测、阴茎彩色多普勒超声检查、动态阴茎海绵体灌注造影等。

可以通过"勃起功能问卷评分表"（见 189 页）进行自我评分，如果得分提示有勃起功能障碍的可能，需要去专科就诊。

勃起功能问卷评分表

问　题	0分	1分	2分	3分	4分	5分	得分
1. 对阴茎勃起和维持勃起信心有多大?		很低	低	中等	高	很高	
2. 受到刺激勃起时,有多少次勃起硬度足以插入阴道?	无性生活	几乎没有或完全没有	少数几次	大约半数	多于半数	几乎总能或总能	
3. 插入阴道后,有多少次能维持阴茎勃起?	没有尝试性交	几乎没有或完全没有	少数几次	大约半数	多于半数	几乎总能或总能	
4. 性交时,维持阴茎勃起至性交完毕有多大难度?	没有尝试性交	非常困难	很困难	困难	有些困难	不困难	
5. 性交时,有多少次感到满足?	没有尝试性交	几乎没有或完全没有	少数几次	大约半数	多于半数	几乎总能或总能	

注:问卷总分为25分,大于22分为勃起功能正常。勃起功能障碍可分为轻、中、重三个等级,12~21分为轻度,8~11分为中度,5~7分为重度。

7. 糖尿病性勃起功能障碍
如何治疗？

关于糖尿病性勃起功能障碍的治疗，应当根据发病原因，采取综合性、个体化治疗。具体还应到医院专科就诊，不建议患者有病乱投医，建议不要听信小广告或者网络上来源不明的信息。

积极治疗原发病：通过严格控制血糖，避免高血糖对血管、神经的进一步损害，延缓病情的进展。

心理干预：糖尿病性勃起功能障碍并非都是器质性的，有些糖尿病患者的勃起功能障碍主要是心理因素（焦虑、抑郁等）作祟。对于这类患者，应予以心理干预及疏导，必要时配合服用抗抑郁或抗焦虑药物。

药物治疗：如 5 型磷酸二酯酶抑制剂、扩张血管药物、营养神经药物、雄激素等，应在专业医生的指导下使用。

其他治疗：包括真空负压勃起装置、阴茎假体植入、阴茎血管动脉搭桥手术等。

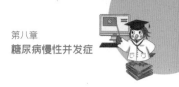

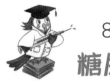

8. 如何预防
糖尿病肾病？

慢性肾脏病（CKD）包括各种原因引起的慢性肾脏结构和功能障碍。糖尿病肾病是指由糖尿病所致的慢性肾脏病。我国 20%~40% 的糖尿病患者合并糖尿病肾病，现已成为慢性肾脏病和终末期肾病的主要发病原因。

糖尿病肾病的危险因素包括年龄、病程、血压、肥胖（尤其是腹型肥胖）、血脂、尿酸、环境污染物等。该病的诊断主要依赖于尿白蛋白和估算的肾小球滤过率（eGFR）水平，治疗强调以降糖和降压为基础的综合治疗，规律随访和适时转诊可改善糖尿病肾病预后。

一旦确诊 2 型糖尿病后，患者每年应至少进行一次肾脏病变筛查，包括尿常规、尿白蛋白 / 肌酐比值（UACR）和血肌酐（计算 eGFR）。这种筛查方式有助于发现早期肾脏损伤，并鉴别其他一些常见的非糖尿病性肾病。

　　1型糖尿病患者一般5年后才会发生糖尿病肾病，2型糖尿病患者在诊断时即可伴有糖尿病肾病。有研究显示，我国早发2型糖尿病（即40岁之前诊断）患糖尿病肾病的风险显著高于晚发2型糖尿病。

9. 糖尿病视网膜病变
有哪些危险因素？

　　糖尿病视网膜病变是糖尿病最常见的微血管并发症之一，也是处于工作年龄人群第一位的不可逆性致盲性疾病。糖尿病视网膜病变尤其是增生型视网膜病变，是糖尿病特有的并发症，罕见于其他疾病。

　　糖尿病视网膜病变常与糖尿病肾病同时伴发。糖尿病视网膜病变合并微量白蛋白尿可作为糖尿病肾病的辅助诊断指标。

　　糖尿病视网膜病变的主要危险因素包括糖尿病病程、高血糖、高血压和血脂紊乱，其他相关危险因素还包括糖尿病合并妊娠。另外，缺乏及时的眼底筛查、吸烟、亚临床甲状腺功能减退也是糖尿病视网膜病变的相关危险因素，常被忽略。而遗传是糖尿病视网膜病变不可干预的危险因素。

2型糖尿病患者也是其他眼部疾病早发的高危人群，这些眼病包括白内障、青光眼、视网膜血管阻塞及缺血性视神经病变等。

10. 糖尿病的眼部并发症会有哪些症状？

糖尿病视网膜病变是一种主要的致盲疾病，糖尿病患者如果能及时发现眼部病变并且获得规范的治疗，多数可以摆脱失明的危险。

其实，除了糖尿病视网膜病变，几乎所有的眼病都可能发生在糖尿病患者身上，如眼底血管瘤、眼底出血、泪囊炎、青光眼、白内障、玻璃体浑浊、视神经萎缩、黄斑变性、视网膜脱落等。

下面介绍一下糖尿病患者眼部病变会造成的视觉异常的症状。

飞蚊症：指眼前有飘动的小黑影，或点状、片状、条索状飘浮物，就像蚊蝇飞影，看白色明亮背景时更明显，有时可伴有闪光感。飞蚊症是眼科常见症状，70%的患者由玻璃体液化和后脱离引起。近视、糖尿病、高血压、眼部外伤史、眼部手术史、眼内炎症等都是导致飞蚊症的诱发因素。因此，糖尿病患者如果眼前出现黑影，影响视物，须及时就医咨询。如不及时治疗，可能导致视网膜脱离，严重者可致失明。

视野缺损：指视野范围受损。视野是眼球不动，向前注视一点，所能看到的空间范围，是黄斑中心凹以外的视力。视网膜脱离、青光眼、视网膜静脉阻塞、视网膜色素性变性，以及脑瘤或脑血管障碍等是比较常见的导致视野缺损的原因。其中，青光眼的视野缺损最显著的特点是管状视野，出现管状视野说明青光眼已非常严重，且青光眼的视野缺损是不可逆的。

色觉异常：指视觉器官对色觉的感受缺乏或不能。临床上分色弱和色盲两种。色盲是指辨色能力消失；

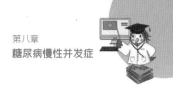

色弱是指对颜色辨认能力降低。除了先天遗传因素，后天出现色觉异常的患者一般是由视网膜视神经下部枕叶皮质等病变引起，包括黄斑、视网膜、视神经的疾病，常影响黄—蓝和红—绿色觉。视网膜病变是以蓝、黄色障碍为主。视神经病变以红、绿色障碍为主。

夜盲： 指夜间或白天在黑暗处不能视物或视物不清，对弱光敏感度下降，暗适应时间延长的表现。虽然夜盲症很多时候是由缺乏维生素 A 造成的，但是维生素 A 的补充一定要在医生的指导下进行。过量服用有可能导致维生素 A 中毒。

虹视： 又称虹彩视，指围绕光源出现色彩鲜明的色环。虹视是眼疾中一个多见的症状，可见于青光眼、结膜炎、角膜水肿、初发期白内障等眼病。

11. 糖尿病视网膜病变
如何治疗?

① 良好地控制血糖、血压和血脂可预防或延缓糖尿病视网膜病变的进展。

② 突发失明或视网膜脱离者需立即转诊眼科;伴有任何程度的黄斑水肿,重度非增生型糖尿病视网膜病变及增生型糖尿病视网膜病变的糖尿病患者,应转诊到对糖尿病视网膜病变诊治有丰富经验的眼科医师。

③ 激光光凝术仍是高危增生型糖尿病视网膜病变患者及某些严重非增生型糖尿病视网膜病变患者的主要治疗方法。

④ 玻璃体腔内注射抗血管内皮生长因子适用于威胁视力的糖尿病性黄斑水肿。

⑤ 皮质激素局部应用也可用于威胁视力的糖尿病视网膜病变和黄斑水肿。

⑥ 非诺贝特可减缓糖尿病视网膜病变进展、减少激光治疗需求。

⑦ 轻中度的非增生型糖尿病视网膜病变患者在控制代谢异常和干预危险因素的基础上，可进行内科辅助治疗和随访。这些辅助治疗的循证医学证据尚不多。目前常用的辅助治疗包括：抗氧化、改善微循环类药物，如羟苯磺酸钙。活血化瘀类中成药复方丹参、芪明颗粒和血栓通胶囊等也对糖尿病视网膜病变起到一定的辅助治疗作用。

12. 什么是糖尿病
皮肤病变？

糖尿病皮肤病变也是糖尿病最常见的并发症之一，大约 30% 的糖尿病患者合并皮肤损害。

糖尿病皮肤病变的发生机制主要与糖代谢紊乱、微循环障碍、神经病变、皮肤感染、药物过敏等因素有关。

皮肤病变可以发生于糖尿病的各个时期，皮损表现也是多种多样，有些病变为糖尿病患者所特有，有些则属于非特异性病变。

皮肤病变是糖尿病病情恶化的一个重要标志，可以加重血糖波动并严重影响患者的生活质量，同时还可作为早期诊断糖尿病的重要线索（如黑棘皮病、皮肤瘙痒等）。

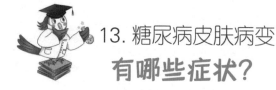

13. 糖尿病皮肤病变有哪些症状？

皮肤瘙痒：在糖尿病患者中十分常见，这是高血糖刺激神经末梢的结果。特别是女性患者的外阴部因有尿糖的刺激和局部感染的影响，瘙痒更加多见。

皮肤感染：糖尿病患者由于血糖升高，皮肤组织的糖原含量也相应增高，这就给霉菌、细菌的感染创造了条件。

有 1/3 的糖尿病患者，并发有皮肤真菌感染。皮

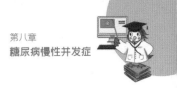

肤真菌感染包括手癣、脚癣、甲癣、股癣、体癣以及外阴白色念珠菌病等。此外，糖尿病患者疖、痈、毛囊炎等化脓性皮肤病的发生率远高于非糖尿病者，常常成为发现糖尿病的线索。

糖尿病性胫前色素斑：是糖尿病的特征性皮损，患者无自觉症状，多见于病程较长的老年患者。

早期常是无痛、小且平、边界清楚的暗红疹，后期可进展为直径 5~12 毫米、形状不规则、萎缩性褐色色素沉着斑，可聚集成群或单个发生，大小、数目不等。其群集或散在分布皮损常见于下肢胫骨前方皮肤上，初期发展缓慢，随后皮疹表面出现鳞屑，最后局部皮肤出现萎缩或色素沉着，故称糖尿病性胫前色素斑。

丹毒样红斑：发生于糖尿病患者小腿胫前或足背的界限清楚的鲜红斑，类似丹毒，但不伴有丹毒出现时的发热、血沉增快、白细胞增高等。可能与下肢微血管病变导致局部微循环受累有关。

糖尿病性水疱病：属于少见但有特征性的糖尿病性皮肤病变，通常发生在重度糖尿病且伴随糖尿病神经病变的患者。发病前常无明显诱因，突然在四肢肢端出现水疱,直径 0.5~10 厘米不等,类似烫伤的水疱,无疼痛等自觉症状,1~2 周后水疱自行消失,不留痕迹。

类脂质渐进性皮肤坏死：这是一种比较特异的糖尿病性皮肤病变,女性患者多见。主要是由于糖尿病引起了微血管病,糖蛋白在小血管壁沉积,逐渐引起血管闭塞、组织坏死。皮损好发于小腿胫前及外踝部,偶见于大腿及足部。本病呈渐进性发展,最初表现为多发性、边界清楚的红色斑丘疹,以后逐渐融合为边界清楚的卵圆形斑块,中央凹陷呈蜡黄色,边缘呈暗红色,在黄色部位有可见毛细血管扩张。约 1/3 病例可在斑块基础上发生溃疡。

糖尿病性黄瘤病：糖尿病性黄瘤是膝、肘、背部或臀部的皮肤上,突然出现成群从米粒到黄豆粒大小的黄色丘疹或小疙瘩。这种黄瘤表面有光泽,摸起来比周围皮肤略硬,但不疼不痒。该病多发生在年轻的男性 1 型糖尿病患者身上,患者常同时伴有严重高胆固醇血症。

黑棘皮病：是指局部皮肤发黑、变厚,多发生于皮肤皱褶部位,如颈、腋窝、腹股沟、乳头下、脐窝、肛门外生殖器等处。掌跖常发生过度角化。有时可见

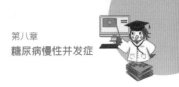

于面部、肘部、膝部和指趾伸面。皮疹初起为皮肤颜色加深，呈灰棕色或灰褐色，表面干燥、粗糙，进而皮肤增厚，表面有许多细小乳头状突起，呈天鹅绒样，触之柔软。随着病情进展，皮肤呈粗厚，皮纹增宽加深，表面有乳头状或疣状结节，并可出现大的疣状赘生物。多见于未成年人，黑棘皮病通常发生于严重超重及肥胖的 2 型糖尿病人，是机体高胰岛素水平的一个信号，与胰岛素抵抗密切相关。

14. 糖尿病患者
如何应对牙周病？

糖尿病患者往往机体抵抗力差，容易并发感染，所以，糖尿病患者伴发牙周病的风险比非糖尿病患者高 3 倍，而且糖尿病病程越长、血糖控制越差，牙周病的发病率越高。

糖尿病患者的牙周病病变程度往往很严重，如果控制不好口腔内的感染，细菌会蔓延，引起面部感染，还会进入血液中引起其他部位的感染。比如进入大脑导致脑膜炎或者附着在心脏里导致心内膜炎，或者导致肝脓肿，严重时可能导致患者死亡。

预防牙周感染，控制好血糖是治疗的基石。如果已患牙周炎，应去口腔科进行治疗。血糖控制得不好固然会造成牙周病高发，但是牙周病经基础治疗后，又可反过来改善糖尿病病情。有研究表明，糖尿病患者经过牙周治疗后，糖化血红蛋白平均能下降 0.4%。

因此，关注口腔健康并非只是"牙好，胃口就好"这么简单。预防牙周病，建议糖尿病患者一天至少刷2次牙，必要时使用牙线辅助清洁，每次 3 分钟以上，牙齿的各个面都要刷到，1 年洗牙 1~2 次。

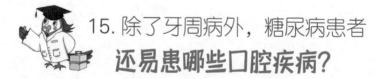

15. 除了牙周病外，糖尿病患者 还易患哪些口腔疾病？

蛀牙：糖尿病患者的蛀牙发生率明显高于一般人，这是由于高血糖状态使唾液中含糖量较高、唾液量少，

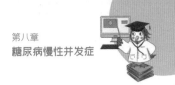

牙齿的自洁作用减弱。这种口腔环境有助于龋菌的生长，导致蛀牙。

味觉异常： 血糖控制不佳的糖尿病患者更容易出现味觉异常，就是以前感觉口味不错的东西尝起来有些怪异。高血糖纠正以后，味觉迟钝或味觉改变症状会得到明显改善。

口腔感染： 研究显示，血糖控制不佳的患者更易发生念珠菌等病菌感染，进而发展成鹅口疮等疾病，其主要症状有口干、口腔烧灼痛以及味觉减退等。

口腔伤口难以愈合： 很多糖尿病患者口腔中的单纯疱疹或伤口很难痊愈，这也是糖尿病对口腔健康的另一大影响。

16. 糖尿病患者
如何预防口腔疾病？

控制好血糖： 良好的血糖控制能帮助减少细菌或真菌感染的机会，不仅有助于口腔炎症溃疡面和伤口愈合，还有助于缓解由糖尿病引起的口干、味觉异常等。

养成良好的口腔卫生习惯：饭后及时漱口，早晚刷牙，确保每天使用软毛牙刷刷牙两次，每次刷牙时间保证 3 分钟，注意使用正确的刷牙方式。使用牙线彻底清洁牙缝中的食物残渣，时刻保持口腔清洁。定期检查，至少每半年洗一次牙。

避免吸烟：吸烟可导致糖尿病患者牙周病发病率升高，加重牙周病引起的牙周组织破坏、牙齿松动。无论从帮助控制血糖的角度，还是从减少牙周病的角度，糖尿病患者都应当戒烟。

定期口腔检查：定期检查，发现口腔疾病及时进行针对性干预治疗，有助于形成兼顾血糖和牙周的良性循环。牙龈疾病好转有助改善糖尿病患者的血糖控制情况，而控制好血糖又会减缓牙周病的进一步恶化。

谨慎拔牙，预防感染：由于血糖高，糖尿病患者拔牙后很容易出现出血不止、感染加剧的情况，甚至可能引起败血症。所以，糖尿病患者拔牙一定要谨慎，如需拔牙，应当前往正规医院，而且在拔牙前，血糖值必须控制在 8.9 毫摩尔/升以下。

拔牙后最好使用抗需氧菌及抗厌氧菌的药物治疗。注射胰岛素的糖尿病患者，拔牙时间不宜超过两小时，拔牙前后的禁食时间也不宜过长，以免出现低血糖。

如果患了牙周病，糖尿病患者一定要勤测血糖，在控制血糖和抗炎的基础上，积极进行洗牙等牙周病的治疗。洗牙前后用复方氯己定含漱液等漱口，以避免术后感染。

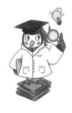

17. 什么是糖尿病性
胃轻瘫？

糖尿病性胃轻瘫是由于长期高血糖导致支配胃肠运动的植物神经受损，出现了胃张力缺乏、胃动力紊乱，从而引起胃潴留。据统计，20%~40%的糖尿病患者伴有不同程度的"胃轻瘫"。其多发生于糖尿病病史较长、血糖控制欠佳的患者。

　　糖尿病性胃轻瘫的危险因素有：1型糖尿病、2型糖尿病病程超过10年、合并自身免疫性疾病、有胃部手术史。胃轻瘫在女性中比男性更常见，在食道、胃或小肠周围做过手术或者胸部胃部周围接受过放射治疗的患者中更常见。

　　糖尿病患者进食后如果出现早饱、腹胀、纳差、恶心、呕吐等消化不良症状时，不要只想到"慢性胃炎"，还要注意排除"糖尿病性胃轻瘫"。因为其常见的症状有恶心、早饱、厌食、餐后腹胀、呕吐、腹痛、大便困难等胃动力障碍和排空延迟。